ERGEBNISSE
DER INNEREN MEDIZIN
UND KINDERHEILKUNDE

HERAUSGEGEBEN VON

F. KRAUS, O. MINKOWSKI, FR. MÜLLER, H. SAHLI,
A. CZERNY, O. HEUBNER

REDIGIERT VON

TH. BRUGSCH, L. LANGSTEIN, ERICH MEYER, A. SCHITTENHELM
BERLIN   BERLIN   STRASSBURG   KÖNIGSBERG

Sonderabdruck aus Band XIII.

Alfred F. Hess:
Katheterismus des Duodenums von Säuglingen.

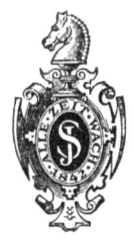

Springer-Verlag Berlin Heidelberg GmbH
1914

ISBN 978-3-662-37214-2   ISBN 978-3-662-37937-0 (eBook)
DOI 10.1007/978-3-662-37937-0

Ergebnisse der inneren Medizin und Kinderheilkunde.

Inhalt des XIII. Bandes.

IV u. 712 S. gr. 8⁰. Preis M. 24,—; in Halbleder gebunden M. 26,60.

Über die Bildung der Harn- und Gallensteine. Von Professor Dr. L. Lichtwitz. (Mit 18 Abbildungen im Text und auf 8 Tafeln.)
Fettleibigkeit und Entfettungskuren. Von Geheimrat Professor Dr. M. Matthes.
Die entzündlichen Pleuraergüsse im Alter. Von Professor Dr. Hermann Schlesinger.
Die interne Therapie des Ulcus ventriculi. Von Privatdozent Dr. Walter Zweig.
Über einige zur Zeit besonders „aktuelle" Streitfragen aus dem Gebiete der Cholelithiasis. Von Geheimem Sanitätsrat Professor Dr. Hans Kehr.
Die Beeinflussung der Darmmotilität durch Abführ- und Stopfmittel. Von Dr. S. Lang.
Zur Frage der Entstehung diphtherischer Zirkulationsstörungen. Von Dr. W. Siebert. (Mit 3 Abbildungen.)
Über Infektion und Immunität beim Neugeborenen. Von Dr. Franz v. Groër und Dr. Karl Kassowitz.
Der bösartige Symptomenkomplex beim Scharlach. Von Professor Dr. V. Hutinel. (Mit 7 Abbildungen.)
Die Prognose und Therapie der Lues congenita. Von Dr. Ernst Welde.
Katheterismus des Duodenums von Säuglingen. Von Dr. Alfred F. Hess. (Mit 8 Abbildungen.)
Die verschiedenen Melaenaformen im Säuglingsalter. Von Dr. A. Ritter v. Reuss.
Rachitis tarda. Von Prof. Dr. Emil Wieland.
Autoren-, Sach- und Generalregister.

Inhalt des XII. Bandes.

IV u. 990 S. gr. 8⁰. Preis M. 34,—; in Halbleder geb. M. 36,60.

Opsonine und Vaccination. Von Privatdozent Dr. A. Böhme. (Mit 26 Abbildungen.)
Diagnose und Prognose der angeborenen Herzfehler. Von Dr. M. Abelmann.
Das Problem der Übertragung der angeborenen Syphilis. Von Professor Dr. Hans Rietschel.
Über interlobäre Pleuritis. Von Prrivatdozent Dr. Hans Dietlen. (Mit 20 Abbildungen im Text und 2 Tafeln.)
Pathogenese und Klassifikation der milchartigen Ergüsse. Von Dr. S. Gandin.
Über Relaxatio diaphragmatica (Eventratio diaphragmatica). Von Dr. Johannes Bergmann.
Ergebnisse und Richtlinien der Epilepsietherapie, insbesondere d. Brombehandlung in Verbindung mit salzarmer Kost. Von Dr. A. Ulrich.
Die Beziehungen der Menstruation zu allgemeinen und organischen Erkrankungen. Von Prof. Dr. G. Schickele. (Mit 23 Abbildg.)
Über pathologischen Blutzerfall. Von Privatdozent Dr. W. Meyerstein.
Wesen und Gang der tuberkulösen Infektion bei Entstehung der menschlichen Lungenphthise. Von Privatdozent Dr. A. Bacmeister.
Der Harn des Säuglings. Von Dr. Ernst Mayerhofer.
Das Erythema nodosum. Von Oberarzt Dr. C. Hegler. (Mit 8 Abbildungen im Text und einer Tafel.)
Die Pathologie der Blutgerinnung und ihre klinische Bedeutung. Von Privatdozent Dr. Herm. Küster.
Die Lehre vom Urobilin. Von Privatdozent Dr. Friedr. Meyer-Betz.
Die Albuminurie. Von Privatdozent Dr. Ludwig Jehle. (Mit 32 Abbildungen im Text und einer Tafel.)
Über Ernährungskuren bei Unterernährungszuständen und die Lenhartzsche Ernährungskur. Von Oberarzt Dr. K. Kissling. (Mit 17 Abbildungen.)
Autoren-, Sach- und Generalregister.

Inhalt des XI. Bandes.

IV u. 847 S. gr. 8⁰. Preis M. 32,—; in Halbleder gebunden M. 34,60.

Die Entstehung des Gallensteinleidens. Von Privatdozent Dr. A. Bacmeister. (Mit 4 Abbildungen und 1 Tafel.)
Der respiratorische Gaswechsel im Säuglingsalter. Von Dr. Albert Niemann.
Das Höhenklima als therapeutischer Faktor. Von Privatdozent Dr. Carl Stäubli.
Organische und anorganische Phosphate im Stoffwechsel. Von Dr. Paul Grosser.
Ergebnisse und Probleme der Typhusforschung. Von Stabsarzt Dr. W. Fornet. (Mit 4 Abbildungen.)
Die anatomischen und röntgenologischen Grundlagen für die Diagnostik der Bronchialdrüsentuberkulose beim Kinde. Von Prof. Dr. St. Engel. (Mit 26 Abbildungen und 5 Tafeln.)
Einige neuere Anschauungen über Blutregeneration. Von Prof. Dr. P. Morawitz.
Der Mechanismus der Herzaktion im Kindesalter, seine Physiologie und Pathologie. Von Dr. Adolf F. Hecht. (Mit 2 Abbildungen und 110 Kurven auf Tafeln.)
Symptomatologie und Therapie des Coma diabeticum. Von Privatdozent Dr. L. Blum.
Einrichtungen zur Verhütung der Übertragungen von Infektionskrankheiten in Kinderspitälern und ihre Beurteilung nach den bisher vorliegenden experimentellen Untersuchungen. Von Stabsarzt Dr. Otto Hornemann und Dr. Anna Müller.
Die Pathogenese der Lichtentzündung der Haut. Von Privatdoz. Dr. A. Jesionek.
Die Nebenschilddrüsen. Von Prof. Dr. W. G. Mac Callum.
Das Empyem im Säuglingsalter. Von Dr. Fritz Zybell. (Mit 1 Abbildung.)
Symptomatologie und Pathogenese der Schwindelzustände. Von Professor Dr. M. Rosenfeld.
Über Wachstum. C. Dritter Teil: Das Längenwachstum des Menschen und die Gliederung des menschlichen Körpers. Von Privatdozent Dr. Hans Friedenthal. (Mit 21 Abb.)
Dauerträger und Dauerträgerbehandlung bei Diphtherie. Von Prof. Dr. W. Weichardt und Martin Pape.
Autoren-, Sach- und Genralregister.

Inhalt der früheren Bände siehe 3. und 4. Umschlagseite.

XI. Katheterismus des Duodenums von Säuglingen.

Von

Alfred F. Heß-New York.

Mit 8 Abbildungen im Text.

Inhaltsübersicht.

Seite

Literaturverzeichnis 530
I. Einleitung 531
II. Beschreibung der Instrumente und Methodik 532
III. Schlauch und Katheter innerhalb des Magens und des Duodenums . . 538
IV. Pylorospasmus und verwandte Spasmen 544
    1. Der normale Pylorus 544
    2. Der spastische Pylorus 545
        a) Diagnose 548
        b) Behandlung (Duodenalernährung. Pylorusdehnung) 552
V. Anderweitige Verwendung 556
    1. Ikterus 556
        a) Neonatorum 556
        b) Kongenitaler Verschluß der Gallengänge 561
    2. Flora des Duodenums 563
    3. Die Fermente des Pankreas 565
        a) Normal 567
        b) Pathologisch 568
    4. Ulcus duodeni 570
    5. Casein-Gerinnsel 572
    6. Vergrößerung der Thymus 572

Literatur.

Bamberg, K., Diskussion. Deutsche med. Wochenschr. 1914. S. 51.
Davidsohn, H., Molke und Magendarmfermente. Zeitschr. f. Kinderheilk. 8. 1913. S. 178.
— Neue Methode zur Untersuchung von Frauenmilch und Kuhmilch usw. Zeitschr. f. Kinderheilk. 8. 1913. S. 14.
Einhorn, M., A Practical Method of Obtaining the Duodenal Contents in Man. Med. Record. 77. 1910. S. 98.
— New Instruments for the Duodenum and Small Intestine. Med. Record. 83. 1913. S. 1119.
Groß, M., Duodenal Tube. New York med. Journ. 91. 1910. S. 77.
Hemmeter, J. C., Versuche über Intubation des Duodenums. Arch. f. Verdauungskrankh. 2. 1896. S. 85.
Heß, A. F., A Duodenal Tube for Infants. Amer. Journ. Dis. Child. 1. 1911. S. 360.
— The Use of a Simple Duodenal Catheter in the Diagnosis and Treatment of Certain Cases of Vomiting in Infants. Amer. Journ. Dis. Child. 3. 1912. S. 133.

Heß, A. F., A Study of Icterus Neonatorum by means of the Duodenal Catheter. Amer. Journ. Dis. Child. **3**. 1912. S. 304.
— A Consideration of the Pancreas and its Ducts in Congenital Obliteration of the Bile-Ducts. Arch. of Int. Med. **10**. 1912. S. 37.
— A Method of Obtaining Cultures from the Duodenum of Infants. Journ. of Infect. Dis. **11**. 1912. S. 71.
— The Pancreatic Ferments of Infants. Amer. Journ. Dis. Child. **4**. 1912. S. 205.
— The Pancreatic Ferments in Infants (Alimentary Intoxication). Amer. Journ. Dis. Child. **5**. 1913. S. 268.
— The Pathogenesis of Casein Curds in the Stools of Infants. Amer. Journ. Dis. Child. **5**. 1913. S. 457.
— Untersuchungen über Pylorospasmus und Pankreasfermente beim Säugling vermittels eines einfachen Duodenalkatheters. Deutsche med. Wochenschr. 1913. S. 412.
— The Gastric Secretion of Infants at Birth. Amer. Journ. Dis. Child. **6**. 1913. S. 264.
— The Pylorus, Pylorospasm, and Allied Spasms in Infants. Amer. Journ. Dis. Child. **7**. 1914.
Heß, R., Zur Behandlung der Pylorusstenose des Säuglings. Zeitschr. f. Kinderheilk. **9**. 1913. S. 19.
Holt, L. E., Duodenal Ulcers in Infancy. Amer. Journ. Dis. Child. **6**. 1913. S. 386.
Ibrahim, J., Demonstration zur Pylorusfrage. Jahrb. f. Kinderheilk. **77**. 1913. S. 13.
Kuhn, F., Sondierungen am Magen, Pylorus und Dünndarm des Menschen. Arch. f. Verdauungskrankh. **3**. 1897. S. 19.
Langstein, L., Diskussion. Monatsschr. f. Kinderheilk. Ref. **6**. 1912. S. 395.
Meyer, L. F., Über den Tod bei der Pylorusstenose der Säuglinge. Monatsschr. **6**. 1907. S. 75.
Mixter, C., Congenital Hypertrophic Stenosis of the Pylorus. Boston Med. and Surg. Journ. **166**. 1913. S. 309.
Noeggerath, C. T., Diskussion. Zeitschr. f. Kinderheilk. Ref. **5**. 1913. S. 214.
Pfaundler, M., Über Magenkapazität und Gastrektasie im Kindesalter. Bibliotheca Medica. D. Heft 5. Stuttgart 1898.
Putzig, H., Ein Beitrag zur Behandlung des Pylorospasmus. Therap. Monatsschr. **27**. 1913. S. 25.
Scheltema, G., Permeation in the Examination and Treatment of the Stomach and Intestines. Arch. of the Röntgen Ray etc. Nov. 1908. S. 1.
Stolte, K., Klinische und anatomische Beobachtungen bei einem Kinde mit kongenitaler Darmstenose. Monatsschr. f. Kinderheilk. **12**. 1913. S. 341.
Wolff, S., Zur Technik der Duodenalsondierung. Therap. Monatsschr. **12**. 1913. S. 846.
Ylppö, A., Icterus neonatorum usw. Zeitschr. f. Kinderheilk. Orig. **9**. 1913. S. 208.

I. Einleitung.

Seit Kußmaul die klinische Untersuchungstechnik im Jahre 1876 durch die Einführung der Magensonde bereicherte, haben sich wahrscheinlich zahlreiche Forscher bemüht, ein gleiches Instrument für das Studium der oberen Darmabschnitte zu verwenden. Die ersten diesbezüglichen Angaben wurden 20 Jahre später von Hemmeter und von Kuhn veröffentlicht. Diese Versuche gewannen jedoch erst praktische Gestalt, als Groß und Einhorn fast gleichzeitig Abhandlungen über einen Duodenalschlauch für Erwachsene veröffentlichten. Es war klar, daß eine Untersuchung dieses Teils des Magendarmkanals vielversprechender war als die irgendeines anderen Gebietes, da sie ein direktes Studium der Galle und der Pankreasfermente am Orte ihrer Absonderung in den Darm und gleichzeitig die Erkennung eines Duodenalgeschwürs ermöglichte. Beiläufig ließen sich Erfahrungen über den Zustand des Pylorus, den der Schlauch auf seinem Weg passieren mußte, gewinnen. Die interessanten Ergebnisse auf diesem Gebiet bei Erwachsenen werden indessen nur ausnahmsweise in dieser Abhandlung, die sich auf Kinder beschränken wird, Erwähnung finden. In den letzten 3 Jahren hat der Verf. beträchtliche Zeit auf die Ausarbeitung dieses Gebietes verwandt und zahlreiche Abhandlungen experimentellen wie klinischen Inhalts veröffentlicht. Abgesehen von diesen Arbeiten ist die Literatur nicht umfangreich, wird jedoch voraussichtlich in nächster Zukunft anwachsen, sobald die Methodik in weiteren Kreisen angewandt wird.

II. Beschreibung der Instrumente und Methodik.

Als erster führte wohl Scheltema einen Schlauch in den Darm eines Kindes ein. Er verwandte eine Methode, die er „Permeation" nannte. Als er entdeckte, daß es möglich war, einen Schlauch durch den gesamten Darmkanal eines Frosches zu führen, versuchte er dieses Vorgehen bei Kindern. Zu diesem Zwecke führte er einen dünnen Schlauch durch die Nase des Kindes ein, so daß er im Munde zum Vorschein kam, armierte ihn hier mit einer kleinen Stahlkugel, die als Führer und Lotse auf dem Wege durch den Darm dienen sollte. Auf diese Weise gelang es ihm, den ganzen Darmkanal des Kindes zu passieren. Der Durchgang durch den Pylorus erforderte bei dieser Methodik 18 bis 20 Stunden und der Erfolg war abhängig von der natürlichen Magendarmperistaltik. Diese Methode wurde niemals für klinische oder experimentelle Zwecke ausgebaut, sondern blieb eine interessante klinische Kuriosität.

Der von Einhorn für Erwachsene empfohlene Duodenalschlauch kann auch bei Kindern verwandt werden. Er hat einen geringen Durchmesser und ist an seinem distalen Ende mit einer durchlöcherten Metallkugel versehen. Er wird abends durch den Mund eingeführt und während der Nacht durch die Peristaltik in das Duodenum befördert. Obgleich dieser Schlauch auch für Kinder empfohlen wurde, geht es aus den ersten Arbeiten Einhorns nicht mit Klarheit hervor, ob er tatsächlich den Pylorus passiert hat. Er verwandte den Schlauch in einigen pathologischen Fällen und glaubt erfolgreich gewesen zu sein. Doch scheint kein Versuch gemacht worden zu sein, den Erfolg durch Röntgenstrahlen sicherzustellen. Eine Schwierigkeit beim Gebrauch dieses Schlauches liegt darin, daß im Gegensatz zum Erwachsenen, der die Passage des Schlauchs durch zeitweises Verhindern ihres Emporsteigens aus dem Munde unterstützt, das Kind ihn häufig durch Würgen und Brechen herauspreßt.

Der Duodenalschlauch von Groß ähnelte sehr dem von Einhorn. Der Schlauch ist weiter und bedeckt die Metallkugel am Ende. Doch ist das Prinzip das gleiche. Wegen der Schlauchgröße war er nicht geeignet für Kinder. Heß modifizierte diesen Schlauch, indem er einen Gummischlauch von 5 mm Durchmesser verwendete und die Größe der Metallkugel auf 9 bzw. 6 mm für kleine Säuglinge reduzierte. Diese Modifikation wurde als Duodenalkugelschlauch für Säuglinge bezeichnet. Aspiriert wurde mittels einer Glasbirne, die gleichzeitig als Sammelgefäß diente (siehe Abb. 1). Die Einführung geschieht folgendermaßen (wir wollen nicht auf alle Einzelheiten eingehen, da

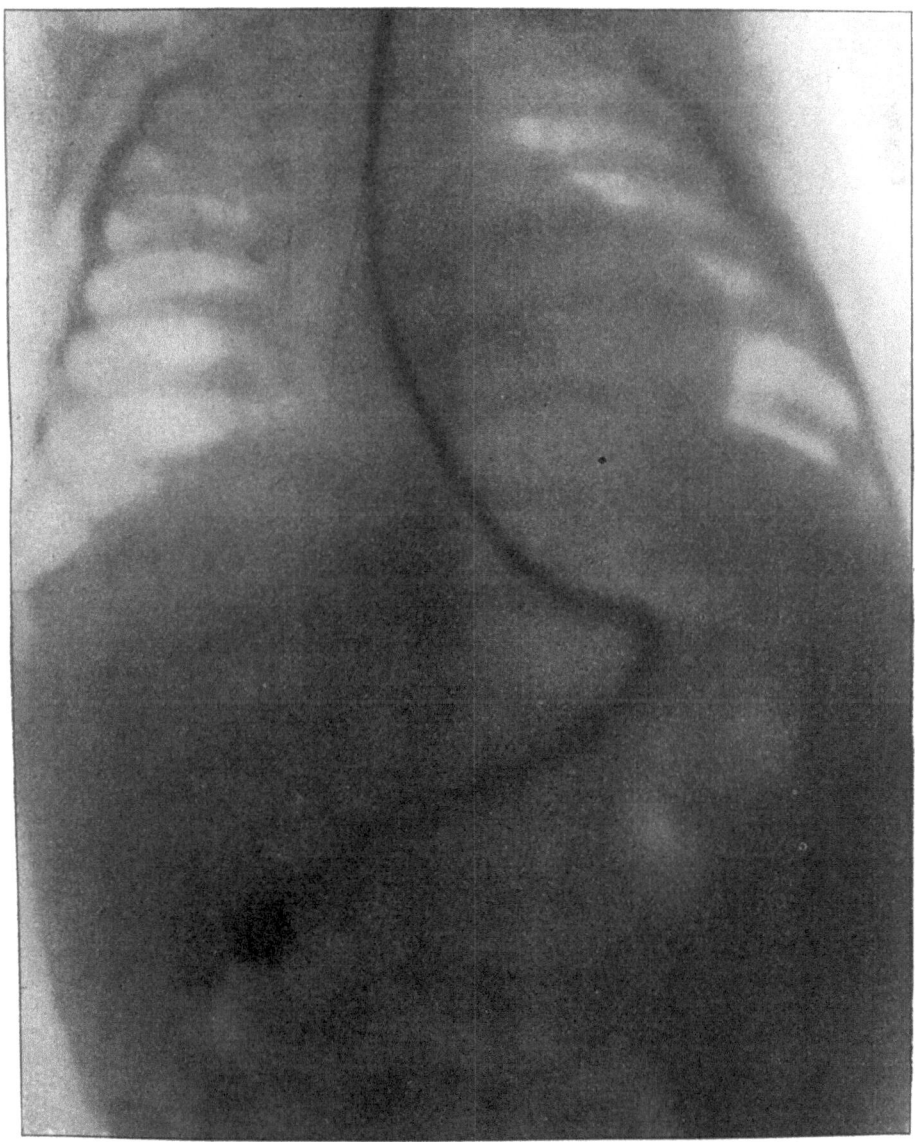

Abb. 1. Kugelschlauch im Duodenum.

dieser Schlauch durch den unten beschriebenen handlicheren Duodenalkatheter übertroffen ist): Der Arzt unterstützt den Durchgang der Metallkugel durch den Pharynx mittels seines Fingers. Die Peristaltik trägt sie in den Magen. Sobald der Schlauch bis zur 20 cm-Marke verschwunden ist (er ist in Abständen von 5 cm markiert), läßt sich die Ankunft seines Endes im Magen durch Aspiration am Mageninhalt sicherstellen. Jetzt läßt man den Schlauch von der Peristaltik weitertragen, etwa 5 bis 10 cm über den Pylorus hinaus, dessen Lage ungefähr der 25 cm-Marke entspricht. Die Sonde wird ganz allmählich verschluckt und nach Verlauf von 20 bis 30 Minuten wird die Ankunft im Duodenum durch Aspiration von Galle bei alkalischer oder saurer Reaktion angezeigt. Wird der Schlauch zu rasch verschluckt, besteht die Gefahr, daß er sich aufwickelt und ein Mißerfolg erzielt wird. Mißlingt der Nachweis von Galle, ist es sehr schwierig oder gar unmöglich, zu unterscheiden, ob das Duodenum erreicht ist. Ein scheinbares Festhalten des Schlauches bei Gegenzug ist kein Beweis. Natürlich kann eine Durchleuchtung die Zweifel beheben (Abb. 2).

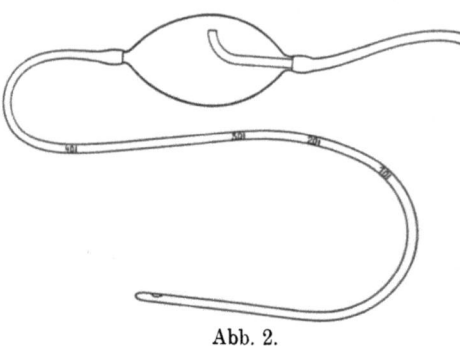

Abb. 2.

Die Verwendung dieses Kugelschlauches ist überholt durch den Duodenalkatheter für Säuglinge von Heß, der weit einfacher und brauchbarer ist. Das Prinzip der Schläuche beruht auf der Wirkung der Schwerkraft, unterstützt durch die Peristaltik. Sie waren mit andern Worten sämtlich passive Methoden. Das Prinzip des Katheters ist darin verschieden. Es ist eine aktive Methode, gerade so wie die Einführung eines Katheters in den Magen, völlig unabhängig von der Schwerkraft und größtenteils auch von der Peristaltik. Für den Beobachter ist die Tatsache entschieden interessant und belehrend, daß der Katheter, der bereits 1880 für Magenfütterung und -untersuchung durch Epstein in das Reich der Pädiatrie eingeführt wurde, in dieser langen Spanne von Jahren niemals für die Diagnose und Behandlung von Pylorus- und Darmaffektionen Verwendung gefunden hat. Pfaundler beobachtete, daß man den Katheter bei einer Leiche durch die Bauchdecken hindurch fassen und durch den Pylorus vorwärtsschieben kann. Er bemerkt, daß dieses Vorgehen bei der Behandlung der Pylorusstenose von klinischem Nutzen sein könnte.

Es ist schwierig, die Anwendungsweise dieses einfachen Instruments zu beschreiben; denn wie bei allen anderen Apparaten, auch einfacher Natur, kann sein Gebrauch nur durch die Praxis erlernt werden, und die Beschreibung erscheint viel komplizierter, als es die Ausführung selbst ist. Man verwendet am besten einen weichen Gummikatheter Nr. 15, bei sehr kleinen Säuglingen Nr. 14, mit großer Öffnung. Vor

Beginn markiert man sich die 20, 25 und 30 cm von der Öffnung entfernt gelegenen Punkte mit Tinte. Diese Marken gestatten uns, unsere Maßnahmen während der Einführung des Katheters und wenn er an Ort und Stelle liegt, zu treffen. Damit ist der Katheter gebrauchsfertig. Außerdem ist nur noch ein Aspirator notwendig; als solcher kann entweder die in einer früheren Abhandlung beschriebenen Glasbirne oder eine gewöhnliche Punktionsspritze verwandt werden. Das ist das ganze Instrumentarium. Der Arzt hat daher im allgemeinen einen Säuglings-Duodenalkatheter zur Hand und braucht sich nur mit seinem Gebrauch vertraut zu machen*).

Der Katheter wird ebenso wie die übliche Magensonde, d. h. nach vorheriger Anfeuchtung mit Wasser, in den Mund eingeführt und ohne Mithilfe des Fingers rasch durch Pharynx und Ösophagus in den Magen geschoben. Ob sich das Kind in sitzender Stellung, seitlicher oder Rückenlage befand, schien mir ohne wesentlichen Belang. Ich habe es im allgemeinen auf den Rücken gelegt und die Arme mittels eines Handtuchs leicht längsseits des Körpers angebunden. Bei einem 2 Monate alten Säugling z. B. beginnt sich Mageninhalt zu entleeren, wenn die 20 cm-Marke ca. 3 bis 4 cm von den beiden Kiefern entfernt ist. Diese Nahrungsreste sind meist sauer und können kein HCl enthalten bei Prüfung mit Kongopapier, wenn die letzte Mahlzeit vor einigen Stunden stattgefunden hat. Schieben wir nach Entleerung des Magens den Katheter vorsichtig tiefer, begegnen wir keinem Widerstand, bis die 20 cm-Marke um ein Weniges die Kiefernränder überschritten hat. Alsdann macht sich das Gefühl eines Hindernisses geltend und das Kind beginnt manchmal zu würgen infolge der Berührung des Pylorus durch das Schlauchende. Während es würgt oder schreit und gleichzeitig forcierte Exspirationsbewegungen macht, darf der Katheter nicht vorgeschoben werden, da Pylorus sowie Kardia in diesem Augenblick contrahiert sind und den weiteren Durchgang verhindern. Die Passage des Katheters in das Duodenum wird sehr erleichtert mittels der sogenannten „Hilfsmethode", die jetzt durchgängig angewendet wird. Diese Methode besteht lediglich darin, etwas Wasser von der Aspirationsbirne aus in den Magen fließen zu lassen, nachdem der Katheter etwa bis zur 20 cm-Marke vorgeschoben ist,

---

*) Obwohl auf diese Weise von jedem ein brauchbares Instrumentarium hergestellt werden kann und ich selbst einen großen Teil meiner Arbeiten mit einem zufällig vorhandenen Katheter ausgeführt habe, hat trotzdem ein Katheter mit 2 Öffnungen an der Spitze, von besonderer Länge und sorgfältiger Markierung seine entschiedenen Vorzüge. Die Verwendung der Birne statt einer einfachen Spritze bietet besondere Vorteile; ihr größter Vorzug besteht darin, daß das Ansaugen durch die Kugel mittels des Mundes eine Schätzung des Widerstands des Magens oder Darms zuläßt und so wertvolle Aufschlüsse über die Lage des Katheterendes gibt. Auf alle Fälle möchte ich jeden, der diese Methode häufiger zu verwenden beabsichtigt, raten, eine Aspirationsbirne zu verwenden, die ebenfalls für die gewöhnliche Magenaushebung von Wert ist. Die Aspiration soll langsam und in Absätzen erfolgen, um nicht die Schleimhaut in das Katheterauge hineinzusaugen. Birne und Katheter sind bei Tiemann & Co., New York, Park Row, erhältlich.

und während das Wasser in den Magen rinnt, langsam den Katheter gegen das Duodenum vorwärts zu bewegen. Fließt das Wasser nicht mittels seiner Schwere in den Magen, kann ein leichter Luftdruck mittels des Mundes ausgeübt werden. Dieses einfache Mittel für die Erschlaffung des Pylorus sphinkters hat sich als große Beihilfe bewährt. Gelangen wir bis zur 25 oder 30 cm-Marke, haben wir in den meisten Fällen den Eintritt in das Duodenum erreicht. Ich bin überzeugt, und eine neuerliche Durchsicht der Literatur hat mich in meiner Ansicht befestigt, daß viele in den Darm gelangt sind, die nur den Magen erreichen wollten, und ich glaube, daß zahlreiche Berichte, die sich mit der Magenkapazität oder seinem Inhalt befassen, in Wirklichkeit Angaben über den Inhalt dieses Bezirkes, sowie des oberen Dünndarms in sich begreifen. Wenn wir ferner bedenken, daß manchmal der Druck der Katheterspitze auf den Pylorus genügt, damit die Pylorusklappe Duodenalinhalt in den Magen übergehen läßt, haben wir einen weiteren Grund für die Annahme, daß hier Irrtümer eingeschlichen sind.

Natürlich lautet die erste Frage: "woher wissen wir, daß wir tatsächlich im Darm sind und der Katheter sich nicht etwa im Magen aufgewickelt hat?" Tatsächlich ist es viel leichter, in das Duodenum zu gelangen, als die Anzeichen kennen zu lernen, nach denen wir beurteilen können, ob wir im Darm sind oder nicht. Indessen je größer die Erfahrung, desto leichter gelingt es, diese Frage zu entscheiden. Es gibt verschiedene Wege, sich zu vergewissern. Zunächst müssen wir eine ungefähre Kenntnis des Abstandes des Pylorus von den Kieferrändern bzw. den Zähnen haben. Dies Maß ist z. B. für unsere klinischen Zwecke im Alter von 1 Monat ca. 20 cm und wächst allmählich im Laufe des ersten Jahres auf ca. 25 cm an.

Nehmen wir an, wir führen einen Duodenalkatheter bei einem 3 Monate alten Säugling ein und wir haben ihn allmählich bis zur 25 oder 30 cm-Marke vorgeschoben. Wir machen jetzt halt und beobachten, ob der Schlauch Neigung zeigt, in dieser Lage zu beharren oder nicht. Schiebt man den Schlauch in den Magen und läßt ihn sich hier aufrollen, so wird er fast immer, manchmal rasch, manchmal langsamer, je nachdem das Kind ruhig ist oder würgt und Widerstand leistet, aus dem Munde emporsteigen, so daß die 20 cm-Marke wieder sichtbar wird. Ist der Schlauch dagegen in das Duodenum gelangt und wird vom Sphincter pylori umklammert, so ragt er fast senkrecht aus dem Munde heraus und bleibt, falls nicht ausgesprochenes Würgen einsetzt, in seiner Lage, ohne sich wieder herauszuarbeiten. Dies ist ein wichtiges, wenn auch nicht eindeutiges Anzeichen dafür, daß der Darm erreicht ist. Manchmal werden wir in unserm Vorgehen dadurch unterstützt, daß wir den Griff des Pylorus fühlen, wenn er sich bei einem leichten Zug am Katheter intermittierend schließt.

Man könnte denken, daß das brauchbarste Orientierungsmerkmal darin bestünde, daß wir eine alkalische Flüssigkeit oder Galle aspirieren; und in der Tat, wenn wir solche Flüssigkeiten gewinnen, liefern sie einen überzeugenden Beweis für ein erfolgreiches Vorgehen, und der Lohn ist entsprechend groß. Ist man aber nicht darauf vorbereitet, eine halbe Stunde oder noch längere Zeit zu verwenden, wird man nur selten alkalische Flüssigkeit auf diese Weise demonstrieren können. Doch ist das auch nicht notwendig. Der Duodenalinhalt ist häufig sauer und kann es bleiben, da ständig Magensaft in den Magen hinein sezerniert wird und in den Darm übergeht. Dadurch kann es unmöglich gemacht werden, alkalischen Saft zu gewinnen, obgleich die Flüssigkeit durch Galle goldgelb gefärbt ist und die verschiedenen Pankreasfermente enthält. Wir können ferner sogar einen neutralen oder alkalischen Saft ohne irgendwelchen Gallengehalt erhalten, da die Galle nur intermittierend und oft in langen Zwischenräumen ausgeschieden wird. Wären wir daher lediglich auf die Reaktion der Flüssigkeit oder ihren Gallengehalt angewiesen bei der Beurteilung unseres Erfolges in der Erreichung des Darmes, würden wir häufig einen Mißerfolg feststellen, während wir in Wirklichkeit das erstrebte Ziel erreicht haben.

Eine Probe, die besonders im Anfang der Benutzung des Katheters von Wert ist, habe ich der Kürze halber als „Rückziehprobe" bezeichnet. Sie besteht darin, daß wir den Katheter ganz langsam zurückziehen, falls Zweifel bestehen, ob er im Magen oder Duodenum liegt, während ein Assistent durch die Birne aspiriert, bis der Katheter sicher wieder im Magen liegt. Bei diesem Vorgehen machen sich zwei Anzeichen geltend, wenn der Katheter aus dem Duodenum zurückgezogen wird: Entweder bemerkt der Assistent eine deutliche Änderung des Widerstandes beim Saugen, sobald das Katheterende den engen contrahierten Darmkanal verläßt und in den Magen eintritt — und in der Tat gibt der Assistent häufig das erste Zeichen, daß der Katheter den Darm verlassen hat —, oder wir können aus einem plötzlichen Wechsel der Natur der aspirierten Flüssigkeit unsere Schlüsse ziehen. Während im Duodenum nur eine kleine Menge zäher, neutraler oder etwas saurer Flüssigkeit erhalten werden konnte, oder gar keine, ergießt sich beim Rückzug etwa bis zur 20 cm-Marke plötzlich ein geräuschvoller Strahl völlig differenter Flüssigkeit, die eine deutliche Beimischung schaumigen Speichels enthalten kann und im allgemeinen sehr viel reichlicher und oft weit saurer ist, als der Saft, der aus dem Duodenum erhalten werden konnte. Wie gesagt, belehrt uns diese Probe darüber, ob der Katheter im Duodenum war oder nicht; sie nötigt uns indessen zu einem zweiten Anlauf, um den Pylorus zu passieren. Je mehr wir aber den Katheter benutzen, um so weniger werden wir unsere Zuflucht zu dieser Probe nehmen müssen.

Wie zu allen Handfertigkeiten gehört auch zur Handhabung des Duodenalkatheters eine gewisse Übung, die nicht durch eine Beschreibung, sondern nur durch persönliche Erfahrung gewonnen werden kann. Ich habe gefunden, daß die Technik von Praktikanten nach wenigen Versuchen ausreichend erlernt wurde. Die einfachste Weise, sich die Methode zu eigen zu machen, besteht darin, den Katheter in der beschriebenen Weise einzuführen und das Resultat durch Röntgenstrahlen zu kontrollieren (der Katheter gibt ohne Wismut einen tiefen Schatten). Doch sind die Röntgenstrahlen keineswegs notwendig, und ich habe meine Erfahrungen ohne sie gesammelt. Übung — weit weniger Übung als sie eine otologische Untersuchung verlangt — ist das einzige Erfordernis. Bei ganz jungen Säuglingen ist es geradezu schwierig, nicht in das Duodenum zu gelangen, wenn wir den Katheter nicht zu hastig vorwärtsstoßen. Ich habe den Katheter ohne Schwierigkeit bei Kindern im Alter von einigen Stunden bis zu $1^1/_2$ Jahren eingeführt. Im allgemeinen läßt sich sagen, daß je jünger das Kind, desto leichter ist es, den Pylorus zu überschreiten. Der Nachteil dieses Katheters besteht darin, daß er selten längere Zeit im Duodenum liegen bleibt. Einem Kinde, das bricht, oder gar einem gesunden Kind gelingt es im allgemeinen im Laufe einer Stunde oder mehr, ihn auszustoßen.

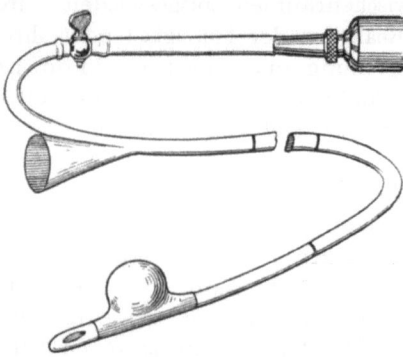

Abb. 3. Duodenal-Ballon-Katheter (Heß).

Neuerdings ist vom Verf. ein „Duodenal-Ballon-Katheter" ausgedacht worden, der eine Art Dauerkatheter abgeben soll. Dieser Ballonkatheter besitzt in seiner Wand eine Luftröhre von nahezu capillarem Durchmesser, die nahe der Spitze in einen Gummiballon mündet. Der Ballon kann aufgeblasen werden, wenn das Katheterende das Duodenum erreicht hat und so den Rückweg des Kathers durch den Sphincter pylori verhindern (Abb. 3). Der Umfang des eigentlichen Katheters ist ebenso wie der des einfachen 15 mm; er wird jedoch durch Anbringung des Gummiballons auf 19 mm vergrößert. Durch Aufblasen des Ballons mit 1,5 ccm Luft mittels einer Spritze wurde der Katheter im Duodenum festgehalten. Er ruft Übelkeit hervor, wie alle Sonden, die den Pharynx passieren, verschieden stark, je nach Veranlagung des Kindes. Hat er jedoch einige Stunden gelegen, gewöhnen sich Kinder und Erwachsene gleichmäßig an ihn und regen sich nicht mehr auf*).

III. Schlauch und Katheter innerhalb des Magens und des Duodenums.

Mag man einen weichen Gummischlauch oder einen Katheter anwenden, beide schlagen den gleichen Weg vom Pharynx zum Duodenum ein. Dieser Weg nimmt im Magen einen eigentümlichen und unerwarteten Verlauf. Fast in jedem Falle beginnt Katheter oder Schlauch am Ende des Ösophagus nach links abzuweichen, geht dann in fast

---

*) Dieser Katheter wurde von Eynard & Cie., Paris, angefertigt. Es kostete große Mühe, einen doppelten Katheter von der üblichen Konsistenz und diesem kleinen Durchmesser herzustellen.

horizontaler Richtung weiter bis zum Fundus des Magens und macht hier eine Drehung um sich selbst, um schließlich quer durch die Magenhöhlung nach rechts zum Pylorus zu ziehen.

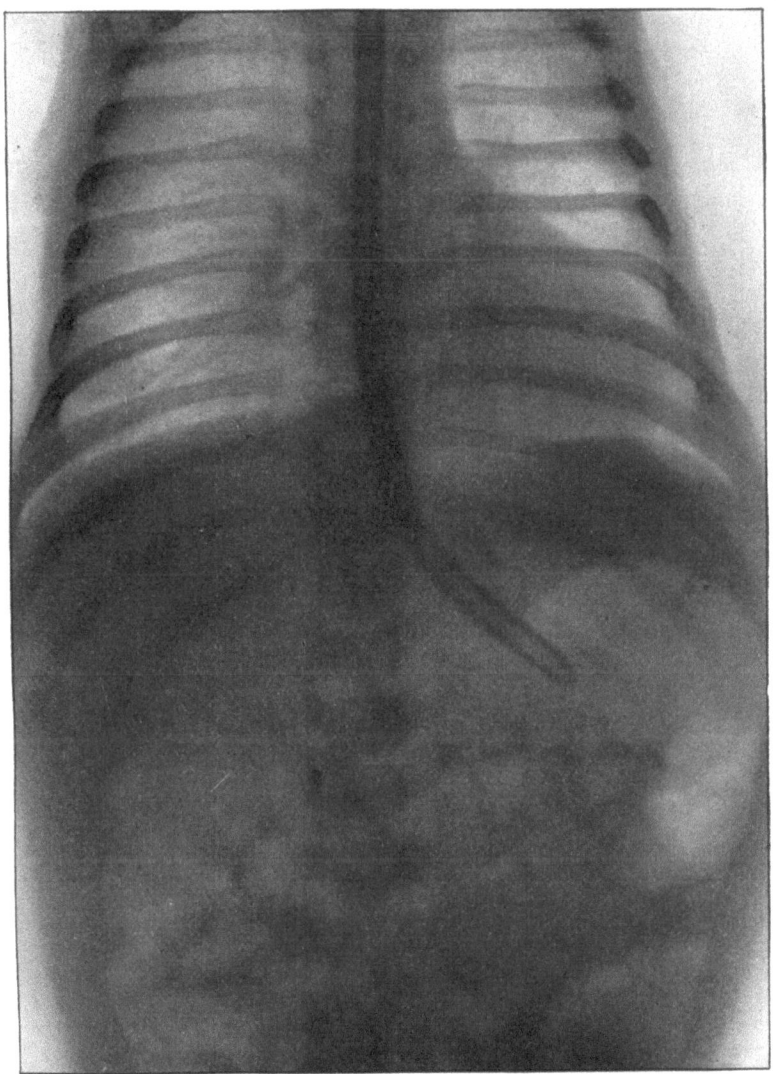

Abb. 4. Katheter im Fundus. Biegung sofort nach links.

Stellen wir einige Betrachtungen über diesen Verlauf im Magen an. Wie bereits betont wurde, findet diese ausgesprochene und auffallende Abbiegung von der Kardia zum Fundus fast ausnahmslos statt. Sie ist sichtbar, auch wenn der Katheter nur eine kurze Strecke in die Magenhöhle vorgeschoben ist und frei in sie hineinragt (Abb. 4), so daß dieser Vorgang unmöglich lediglich die Folge eines Zusammentreffens mit der Magenwand sein kann. Er ist wahrscheinlich meistens der Neigung des unteren Ösophagusendes nach links und teils der Fort-

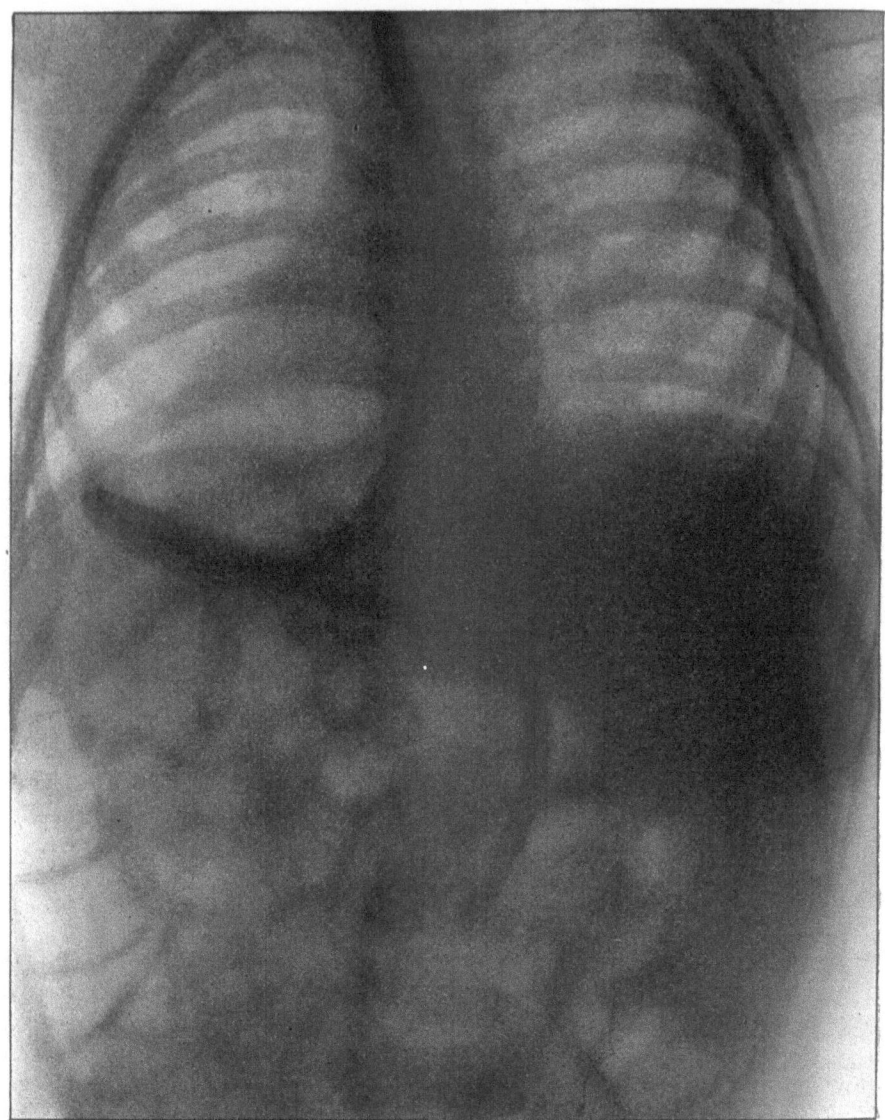

Abb. 5. Katheter im Duodenum. Umbiegung im Magen.

setzung dieser Abbiegung durch das kardiale Ende des Magens zuzuschreiben. Die Röntgenuntersuchung zeigt, daß alle feste Nahrung diesen Weg zum Fundus einschlägt, was sich vielleicht als eine von der Natur getroffene Vorsorge deuten läßt, damit die Nahrungsmittel in Kontakt mit dem Teil der Magenwand gelangen, in dem Magensaft und Fermente sezerniert werden.

Wenn wir den Weg des Katheters im Magen verfolgen (Abb. 5), sehen wir, daß er einen zweifachen horizontalen Verlauf nimmt, zuerst nach links, dann nach rechts, und daß, wie es schon von anderen Autoren

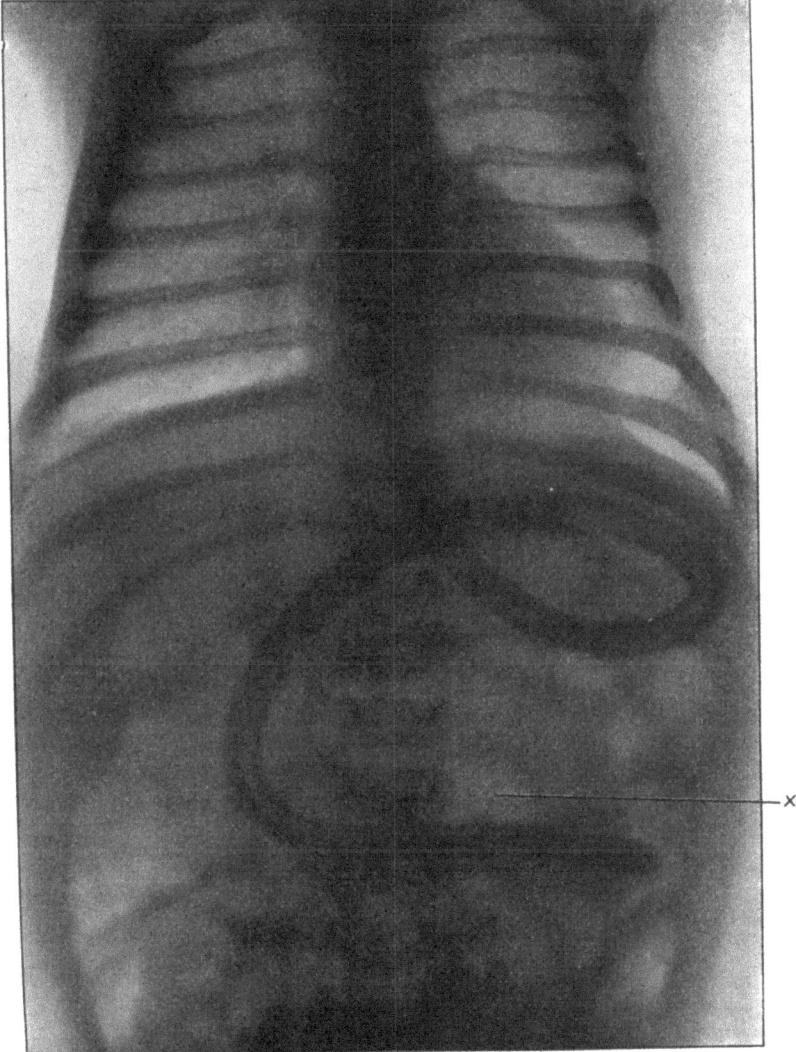

Abb. 6. Ballon-Katheter bis ins Gejunum ($\times$ = Ballon).

bekannt ist, der Magen des Säuglings horizontal gestellt ist, und nicht vertikal, wie man lange Zeit annahm. Indessen ist mit dieser anatomischen Feststellung die Materie noch nicht für den physiologischen Standpunkt erledigt. Denn wir wissen, daß ein Teil der Flüssigkeit, die der Säugling aufnimmt, nicht den Weg zum Fundus findet, sondern sofort entlang der Magenstraße Waldeyers oder des Magenkanals von

Lewis durch den Pylorus in das Duodenum fließt. Auch wenn sofort nach der Nahrungsaufnahme ein Röntgenbild angefertigt wird, findet man im Duodenum Flüssigkeit. Wenn wir diesen Magenkanal graphisch

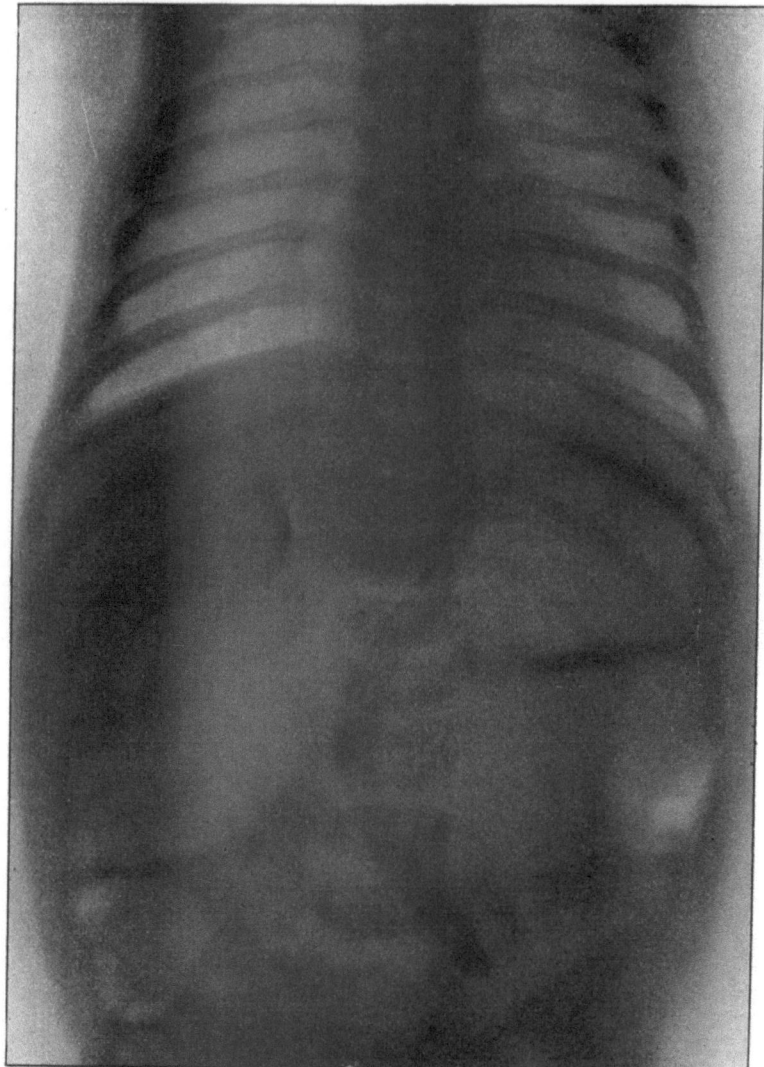

Abb. 7. Ballon-Katheter retrahiert, um die Magenblase auszugleichen.

festzulegen suchen, indem wir uns eine Linie von der Kardia zum Pylorus gezogen denken, finden wir einen nach unten und rechts, mehr vertikal als horizontal gerichteten Verlauf (Abb. 5). Diese Frage läßt sich jedoch besser an einigen Abbildungen studieren, bei denen der Ballonkatheter Verwendung fand. Abb. 6 zeigt den Katheter und seinen aufgeblasenen Ballon deutlich in dem quer gelegenen Duodenum. Abb. 7

wurde wenige Minuten später aufgenommen, nachdem der Katheter etwas zurückgezogen war, um die Magenschleife auszugleichen. Wir sehen hier ein deutliches Bild des Weges vom Ösophagus zum Duodenum und den Katheter längs der Magenstraße liegend. Die Kardia ist dicht am linken Rande der Wirbelsäule gelegen und der Katheter verläuft nach unten und rechts in vorzugsweise vertikaler Richtung. Mit anderen Worten, **die Magenstraße des Säuglings ist mehr ein vertikaler als horizontaler Pfad.**

Obgleich daher der Säuglingsmagen tatsächlich wagerecht liegt, hat die Auffassung einer vertikalen Lage vom physiologischen Gesichtspunkt aus ihre Berechtigung. Denn ein Teil der Säuglingsnahrung durchquert den Magen mehr senkrecht als horizontal und läßt die Haupthöhlung des Magens unbeachtet zur Linken liegen.

Die Magenstraße und kleine Kurvatur können mittels des Duodenal-Ballonkatheters gemessen werden. Zu diesem Zweck wird der Ballon leicht aufgeblasen und der Katheter zurückgezogen, bis der Ballon vom Pylorus festgehalten wird. Sein Abstand von den Kieferrändern wird dann festgestellt und damit die Entfernung des Sphincter pylori gewonnen. Jetzt läßt man den Ballon zusammenfallen und zieht ihn in den Magen zurück, bläst ihn wieder auf und zieht weiter, bis er von der Kardia zurückgehalten wird. Der Abstand von den Kieferrändern wird abermals festgestellt. Die Differenz der beiden Maße gibt uns die Länge der Magenstraße. Diese Maße variieren nur wenig bei kleinen Säuglingen. Zum Beispiel ergaben Messungen bei einer Anzahl von Kindern im Alter von 3 bis 6 Monaten, daß die kürzeste Entfernung des Sphincter pylori von den Kieferrändern ungefähr 21 cm, die der Kardia 16 cm beträgt. **Die Magenstraße oder der Kardia-Pylorus-Durchmesser beträgt ungefähr 4,5 bis 5 cm.** Wir sind uns wohl bewußt, daß diese Maße mathematisch nicht genau sind; denn wenn auch die Kardia festliegt, ist der Pylorus etwas beweglich. Z. B. sieht man auf Abb. 7 den Pylorus etwas nach links gezogen. Aber die Zahlen geben uns doch einen annehmbaren Begriff von der für funktionelle Vorgänge in Betracht kommenden Länge dieses Kanals.

Abb. 6 zeigt sehr deutlich den Verlauf des Katheters im Duodenum. Nach Verlassen des Pylorus schlägt er eine ganz kurze Strecke lang eine wagerechte Richtung ein, steigt dann senkrecht hinab und folgt schließlich dem Lauf des quer gelegenen Duodenums, bis er das Jejunum erreicht. Während seines ganzen Verlaufes im Magen und Duodenum kann man den Katheter selten fühlen. Bei sehr stark abgemagerten Kindern war es möglich, ihn im Magen und manchmal im Duodenum zu tasten, doch niemals am Pylorus.

Der Katheter kann ins Jejunum und Ileum vorgeschoben werden und würde wahrscheinlich den ganzen Darmkanal passieren, falls man ihn den Kräften der Peristaltik überläßt. Jedoch besitzt dies keine klinische Bedeutung.

IV. Pylorosspasmus und verwandte Spasmen.

Keine Gruppe von Fällen kann einem manchmal mehr Rätsel aufgeben als die, die durch kontinuierliches Erbrechen charakterisiert ist. Von einem Tag zum andern schwankt die Diagnose zwischen den verschiedenen Möglichkeiten. Chronische Verdauungsstörung, Pylorospasmus, beginnende Pylorusstenose und andere mehr oder weniger scharf umrissene Krankheitsbilder machen sich den Rang streitig. Denn wenn auch die Diagnose eines typischen Pylorospasmus einfach ist, kann man in manchen andern Fällen sich wochenlang den Kopf zerbrechen. Und selbst wenn alles überstanden ist, sind wir nicht sicher, ob wir das Wesen der Störung erkannt haben. In solchen Fällen kann der Duodenalkatheter und manchmal der Kugelschlauch für die Diagnose sowie für die Behandlung von Wert sein. Bevor wir jedoch auf die Frage eingehen, erscheint es zweckmäßig, dem normalen und pathologischen Zustand des Pylorus eine Betrachtung zu widmen.

1. Der normale Pylorus.

Bei der Erwägung eines Pylorushindernisses bei Säuglingen muß einer der ersten Schritte darin bestehen, sich womöglich über den normalen funktionellen Durchmesser des Pylorus Gewißheit zu verschaffen und über die physiologischen Grenzen, in denen er sich in dieser frühen Lebensperiode normalerweise bewegen darf. Dieses Problem ist von vielen Forschern bearbeitet worden. Verschiedene geniale Versuche sind für die Messung des Pylorusdurchmessers ausgeführt worden, besonders von Pfaundler, der dies Gebiet mit besonderer Sorgfalt untersucht hat. Indessen muß man berücksichtigen, daß sich alle diese Versuche auf Leichenmaterial stützen und rein anatomische Messungen liefern, die man nicht als physiologisch betrachten kann. Wir haben uns auf Versuche in vivo beschränkt. Wie bereits oben angeführt wurde, kann bei Säuglingen von 1 Monat ab aufwärts Katheter Nr. 15 den Pylorus glatt passieren. Weitere Versuche wurden mit einer Serie von Kathetern wachsender Stärke und von folgendem Umfang angestellt: 15, 17, 18, 20, 22, 24 mm. Es war völlig unmöglich, Nr. 24 hindurchzubringen; mit Nr. 22 gelang es gelegentlich bei Säuglingen von 6 Monaten und mehr. Bei Kindern von 2 bis 3 Monaten wurden häufig Katheter von 15, 17 oder 18 mm Umfang durch den Pylorus geschoben, doch nur ausnahmsweise ein 20 mm-Katheter. Aus diesen Versuchen geht hervor, daß der funktionelle Umfang des Pylorus in diesem Alter ca. 18 mm, der funktionelle Durchmesser ca. 6 mm beträgt. Es versteht sich von selbst, daß diese Zahlen, mathematisch gedacht, ungenau sind; es ist natürlich unmöglich, konstante Maße für irgendeinen Sphincter festzulegen. Die Beobachtungen ergaben ein Schwanken der Sphincteröffnung ohne gesetzmäßige Beziehungen zu der Größe des Säuglings. Beim Brustkind oder jedem gesunden, wohlgenährten Säugling besitzt der Pylorus unter normalen Verhältnissen in der Regel einen stärkeren Tonus als bei schlecht genährten Säuglingen, bei denen die Gesamtmuskulatur schlaff ist. Doch sind diese Unterschiede nicht so groß, wie es auf den ersten Blick scheinen möchte; denn die Differenz im Durchmesser für Katheter Nr. 18 und 21 beträgt weniger als 1 mm. Natürlich ist es sehr wohl möglich, daß die hochelastische Pylorusmuskulatur unter außergewöhnlichem Druck stärker gedehnt und erweitert werden kann und daß der Pylorus, wie im Fall von Ibrahim, unter Annahme einer spaltähnlichen Form den Durchgang einer Münze oder von Gegenständen noch größeren Durchmessers gestattet. Doch, es sei wiederholt, solche Unterschiede sind die Folge von Versuchen, die ihrem ganzen Wesen nach keinen entscheidenden Wert beanspruchen können. Uns ist es sogar gelungen, den aufgeblasenen Ballonkatheter durch den Pylorus, durch die Kardia zu ziehen und durch den Ösophagus, nachdem der Ballon auf fast 1 cm Durchmesser gedehnt war.

Noch einige wenige Worte zur Größe des Pylorus von Säuglingen in der ersten Lebenswoche. Ungefähr 100 wahllos herausgegriffene Fälle wurden untersucht, ohne Rücksicht, ob die Kinder groß oder klein, männlich oder weiblich waren, ob sie von einer Erstgebärenden oder Multiparen stammten, ob die Geburt leicht von statten ging oder ein Eingriff vorgenommen werden mußte. Die Größe des Pylorus wurde sehr konstant befunden: Katheter Nr. 14 passierte ohne Schwierigkeit, ausnahmsweise Nr. 15. Letzterer begegnete deutlichem Widerstand und wurde von dem Sphincter fest umklammert. **Der funktionelle Umfang beim Neugeborenen ist daher ca. 14 mm und der funktionelle Durchmesser ca. 4,75 mm***).

2. Der spastische Pylorus.

Kongenitaler Pylorospasmus. Soviel über die normalen Verhältnisse. Bei Neugeborenen gibt es einige abnorme Fälle, die in Verbindung mit dem Katheterismus des Pylorus Erwähnung finden müssen. Bei diesen Säuglingen bestanden wiederholte Schwierigkeiten, durch den Pylorus zu kommen. Häufiger waren mit dieser spastischen Verengerung des Pylorussphincters Pharyngospasmen vergesellschaftet, ein Umstand, der von Interesse ist, wenn wir bedenken, daß diese beiden Symptome gemeinsam bei älteren Säuglingen zur Beobachtung gelangen. Da die Erscheinung eines spastischen Pylorus bei der Geburt bisher nicht beobachtet ist und auch nicht ohne Hilfe des Katheters festgestellt werden konnte, seien zur Illustration einige Beispiele angeführt.

---

*) Der Pylorus eines Säuglings hat normalerweise keine Veranlassung, sich zu dieser Weite auszudehnen. „Pyloruscylinder" aus Milch (s. u. die Erörterung über Caseingerinnsel), die aus dem Duodenum aspiriert werden können, besitzen einen Durchmesser von 1 bis 2 mm und zeigen den normalen Durchmesser an, den der Pyloruskanal annimmt, wenn die Milch vom Magen ins Duodenum über geht. Pfaundler, der den inneren Umfang des Pylorus nach Erschlaffung der Muskulatur maß, fand folgende Zahlen: Bei der Geburt 2,0 cm; im Alter von 3 Monaten 2,4 cm; 6 Monaten 2,7 cm; 9 Monaten 3,0 cm; 1 Jahr 3,3 cm. Ein Vergleich zeigt daher, daß diese Umfänge an der Leiche weit größer sind als im Leben.

Kaplan (männlich); erstes Kind; 7 Pfund. $7^1/_4$ Stunden alt. Keine Nahrungsaufnahme bisher. 27. II. 1912.

2^{34} Katheter Nr. 14 in den Magen eingeführt. Gesteigerter Pharyngealreflex (Ph. R.). Kongoreaktion in der Magenflüssigkeit, während des ganzen 10′ dauernden Versuchs $+ + +$. Starke Speichelsekretion. Gieriges Saugen am Katheter.

2^{50} Katheter wieder eingeführt. Ph. R. gesteigert. Leichter Eintritt ins Duodenum, deutlich fühlbarer Griff. Beim Eintritt in den Magen weniger starke Umklammerung. Deutlicher Griff im Pharynx. Kind ruhig.

3^{06} Wieder eingeführt. Ph. R. gesteigert. Etwas Widerstand am Pylorus, Kardia und Pharynx; am deutlichsten an der Kardia. Kind niest beim Passieren des Pylorus.

3^{22} Rückzug in den Magen; hier Kongo $+ +$. Umklammerung des Katheters im Magen schwächer, noch geringer im Ösophagus.

Epikrisis: Deutlicher Pharynx-, Kardia- und Pylorusreflex. Gesteigerte Salzsäuresekretion.

Dieser Fall zeigt an einem noch nicht gefütterten, neugeborenen Säugling die Steigerung des Pharyngealreflexes, die Verbindung dieser Überempfindlichkeit mit einer gesteigerten Erregbarkeit des Sphincters cardiae et pylori. und eine Hypersecretio acida.

Ein zweiter Fall läßt einige dieser Symptome noch klarer hervortreten. Die Krankengeschichte wird verkürzt wiedergegeben, da neun verschiedene Versuche gemacht wurden.

Baby Blum; 24 Stunden alt; 3340 g.

1. Versuch 23. Jan. 1912 Ph. R. negativ, Kongoreaktion im Magen $+ +$.
2. „ 24. „ „ Ph. R. gesteigert.
3. „ 25. „ „ Ph. R. gesteigert bei 3 Versuchen.
4. „ 26. „ „ Ph. R. gesteigert.
5. „ 27. „ „ Ph. R. gesteigert.
6. „ 29. „ „ Ph. R. negativ. Pylorospasmus. Eintritt ins Duodenum nur nach Wasserzufuhr zu erzielen (Hilfsmethode). Deutlicher Griff am Katheter. Alkalische Galle aspiriert.
7. „ 30. „ „ Ph. R. negativ. Erreichen des Duodenums fraglich.
8. „ 31. „ „ Ph. R. gesteigert. Schien sich im Pylorus zu fangen, Bei einer 2. Probe, die mittels einer Hilfsmethode durchgeführt wurde, fühlte man den Katheter plötzlich den Pylorus passieren.
9. „ 1. Febr. „ Ph. R. gesteigert. Zugang zum Duodenum nur mit Hilfsmethode zu erzwingen.

Epikrisis: Wiederholter Pharyngospasmus und Pylorospasmus.

In diesem Fall war der spastische Zustand fast konstant vorhanden, entweder als Pharyngospasmus oder als Pylorospasmus. Dieselben Verhältnisse fanden sich in einem andern Fall (Nr. 40), bei dem gleichfalls

9 Versuche gemacht wurden: In 7 Versuchen wurde ein gesteigerter Pharyngealreflex festgestellt, manchmal mit Pylorospasmus vergesellschaftet. Die spastischen Erscheinungen sind indessen nicht immer so konstant. Dank des Katheters läßt es sich feststellen, daß Pylorospasmus und andere spastische Zustände bei und kurz nach der Geburt vorkommen können, zu einer Zeit, in der postnatale Einflüsse noch keine Rolle spielen und alle abnormen Verhältnisse als kongenital und vielleicht als hereditär betrachtet werden müssen. Dies sind also echte Fälle von kongenitalem Pharyngospasmus, Kardiospasmus und Pylorospasmus. Gleiche Symptome können auf Grund interkurranter Einflüsse, Störungen der Magendarmfunktionen, in den ersten Lebenstagen beobachtet werden.

Wir möchten nicht zu weit abschweifen und die ganze Frage des Pylorospasmus aufrollen. Doch mag im allgemeinen auf Grund von Beobachtungen an 5 solchen Fällen mit Pylorospasmus bei der Geburt gesagt sein, daß diese kongenitale Veranlagung völlig latent bleiben oder sich in einer leichten Störung offenbaren kann, wie z. B. einem gelegentlichen Erbrechen im Strahl, das auch im Anschluß an eine hinzutretende Dyspepsie oder eine andere auslösende Ursache auftreten kann. Vom klinischen Standpunkt aus bleibt es im allgemeinen ein latenter kongenitaler Pylorospasmus.

Bevor wir diesen Gegenstand verlassen, sei noch auf den Umstand aufmerksam gemacht, daß der Tonus des Sphincter pylori nicht nur im positiven, sondern auch im negativen Sinne abnorm sein kann. Der Duodenalkatheter kann statt eines Spasmus einen schlaffen oder atonischen Zustand enthüllen. Das wurde in 2 Fällen beobachtet. Auf den einen Fall wird noch in Verbindung mit dem Icterus neonatorum Bezug genommen werden. Er gehörte in die Gruppe der kongenitalen familiären Gelbsucht. Das Kind war saffranfarben und in toxischem Zustand. Es fand sich eine ausgesprochene Insuffizienz des Pylorus. Galle wurde 5 mal von 6 Versuchen im Magen nachgewiesen und außerdem erbrochen. Der Katheter konnte im Duodenum ohne den geringsten Widerstand ein- und ausgeführt werden. Gleichzeitig mit der Atonie bestand in diesem Fall eine Abschwächung des Pharyngealreflexes. Ausgesprochene Pylorusschlaffheit wurde noch in einem anderen Fall von hochgradiger Gelbsucht angetroffen. Es wird unten gezeigt werden, daß diese Fälle von schwerer Gelbsucht mit einer profusen Sekretion von Galle in das Duodenum einhergehen, deren Strom bis in den Magen dringt. Das abnorme Klaffen des Sphincters könnte die Folge der starken Gallenausscheidung sein, ausgelöst durch das Vorherrschen einer alkalischen Reaktion im oberen Duodenum, das ja den Schlüssel für den Pylorus in der Hand hält.

In diesen Fällen ständen wir einer Atonie des Sphincters gegenüber, die zu einer Pylorusinsuffizienz führt als Folge einer lokalen Behinderung des Pylorusschlußreflexes. Ein anderes Beispiel zeigte, daß man dieselbe funktionelle Muskelschwäche bei der Untersuchung eines im übrigen augenscheinlich normalen Kindes vorfinden kann. Wir werden auf dieses Thema noch in Verbindung mit der Besprechung des Pylorustonus bei älteren Säuglingen zurückkommen.

Die Diagnose des Pylorospasmus. Bevor wir zu Erscheinungen, die sich bei älteren Säuglingen bei dem Duodenalkatheterismus beobachten lassen, übergehen, wollen wir der Frage nähertreten, ob der Katheter uns in den Stand setzt, einen Pylorospasmus von ähnlichen Krankheitsbildern zu unterscheiden. Bei der Durchsicht der ausgedehnten Literatur über Pylorospasmus fällt einem immer wieder die Unsicherheit in seiner Diagnose auf und die Schwierigkeit, diesen Zustand von der organischen Neurose oder gar dem einfachen Erbrechen abzugrenzen. Die meisten Autoren auf diesem Gebiet weisen auf die diagnostischen Schwierigkeiten hin, offen bekennend, daß sie manche Fälle nur gleichsam tastend unter die Rubrik Pylorospasmus eingereiht haben, weil unter Berücksichtigung aller Umstände die Symptome am ehesten auf einen spastischen Zustand hindeuteten. Ja die Diagnose war oft sogar nach der Autopsie unmöglich. Das Problem bleibt jedoch im wesentlichen ein klinisches, da die Mehrzahl der Fälle genesen und nicht zur Sektion kommen. Nur wenige Fälle erfordern einen chirurgischen Eingriff, so daß sich auch diese Gelegenheit zum Studium der Krankheit nicht häufig bietet.

Ohne auf eine Erörterung des diagnostischen Wertes verschiedener Symptome einzugehen, wollen wir die Differentialdiagnose lediglich vom Standpunkt des Pyloruskatheterismus aus beobachten. Was beweist klinisch die Durchgängigkeit des Pylorus? Ist der Pylorus für den Katheter durchgängig, wenn er spastisch verengt ist, und, falls er durchgängig ist, auch in jedem Falle? Ist er durchgängig, wenn er durch Muskelhypertrophie versperrt ist? Wie uns scheint, liefert der Duodenalkatheter zurzeit das beste Mittel, diese Zustände zu unterscheiden. Ist es möglich, Katheter Nr. 15 in das Duodenum einzuführen, kann nur eine so geringe organische Stenose bestehen, daß sie vom klinischen Standpunkt aus vernachlässigt werden kann. Wir wollen nicht behaupten, daß in solchen Fällen keine Stenose vorhanden ist, daß jedoch das Hindernis unter diesen Umständen als spastisch, die Störung als funktionell anzusehen ist, wenn wir überhaupt klinisch zwischen organischen und funktionellen Zuständen unterscheiden wollen. Doch bestehen wir nicht auf der Umkehrung dieses Satzes in dem Sinne, daß eine organische Stenose vorliegen muß, wenn wir den Pylorus nicht passieren können; denn klinische Erfahrung hat gezeigt und die Autopsie die Tatsache bestätigt, daß auch eine funktionelle Verlegung vollständig sein und zum Hungertode führen kann. Indessen gibt der Spasmus nicht dem Katheter nach; nur in Ausnahmefällen von Pylorospasmus ist es bei 2 oder 3 Versuchen unmöglich gewesen, den Pylorus zu passieren.

Neuerdings wurde ein Fall mitgeteilt (R. Heß), der dem Duodenalkatheter scheinbar neue Möglichkeiten erschließt: ein Pylorustumor ließ sich durch die Bauchdecken hindurch tasten und wurde auch bei der Operation festgestellt; trotz dieses groben organischen Hindernisses gelang es jedoch, den Katheter ins Duodenum einzuführen. Wie bereits an anderer Stelle ausgeführt ist, scheint uns dieser Fall anfechtbar, da verschiedene Anzeichen und Symptome nicht logisch zusammenpassen. Da das Vorhandensein typischer Hungerstühle angeführt wird, ist die unausbleibliche Schlußfolgerung, daß dieser hypertrophische Pylorus für den Katheter durchgängig war, dagegen nicht für Flüssigkeiten. Eine solche widerspruchsvolle Trias — tastbarer Pylorustumor, Hungerstühle, Katheterdurchgängigkeit — muß Zweifel erwecken. Jedenfalls sind weitere klinische Beobachtungen notwendig, ehe wir die Hypothese der Koexistenz eines Pylorustumors und eines offenen Pylorus annehmen können.

Wie bereits oben erwähnt, besteht nicht nur eine Schwierigkeit in der Differentialdiagnose von Spasmus und Stenose, sondern auch von Fällen von sogenanntem einfachen Erbrechen und Pylorosspasmus. Wie kann man diese beiden Krankheitsbilder voneinander abgrenzen? In den vergangenen 2 Jahren hatte ich Gelegenheit, den Katheter in einer beträchtlichen Anzahl von Fällen einzuführen, bei denen auf Grund häufigen, manchmal spastischen Erbrechens ein Verdacht auf Pylorospasmus bestand oder gar die Diagnose eines leichten Pylorospasmus gestellt war. In vielen von diesen Fällen fand sich bei häufiger Einführung des Katheters kein Hindernis. Man kam daher zu der Annahme, daß das Erbrechen auf Rechnung einer Hyperaktivität der gesamten Magenmuskulatur — eines Gastrospasmus — zu setzen war und daß, wenn überhaupt, nur ein sehr leichter Grad von Pylorospasmus vorhanden sein konnte. Doch ist diese Frage noch keineswegs erledigt. Unsere Erfahrung führt uns zu der Anschauung, daß ein leichter Grad von Pylorospasmus bestehen kann, ohne, wie beim Neugeborenen, irgendwelche Erscheinungen zu bedingen (latenter Pylorospasmus). Denn die Symptome eines Verschlusses hängen in weitem Umfange davon ab, wie oft der Krampf aussetzt, d. h. ob er tonischer oder klonischer Natur ist. Und noch mehr, es gibt keine scharfe Trennungslinie zwischen normalem und spastischem Pylorus. Tonus, Hypertonus, Spasmus stellen lediglich einen Positiv, Komparativ und Superlativ dar.

In diesem Zusammenhang mag ein Wort über die Unterscheidung von Pylorusstenose und der kongenitalen Stenose des Duodenums mittels des Katheters gesagt sein. Das letztere Krankheitsbild ist sehr selten. Da jedoch kürzlich ein Fall (Stolte) veröffentlicht ist, in dem es versucht wurde, die Differentialdiagnose dieser beiden Zustände zu stellen, erscheint ihre Besprechung angebracht. Es handelt sich in diesem Fall um eine Stenose eben über der Papilla Vateri mit einem Lumen von sehr kleinem Durchmesser, über dem sich eine erweiterte Duodenaltasche und ein weit offener Pylorusring befand. Die Einführung des Katheters wurde versucht und mittels Durchleuchtung kontrolliert. Der Katheter schien den normalen Weg im Duodenum einzuschlagen. Stolte zieht aus dieser Erfahrung die Schlußfolgerung, daß man durch das Bild im Röntgenschirm völlig irre geleitet werden könne. Es ist unmöglich, bestimmt zu sagen, ob der Katheter eine Entscheidung über das Vorhandensein einer Pylorusstenose oder einer Duodenalstenose, die nur wenige Zentimeter hinter dem Pylorus liegt, herbeiführen kann. Eine Röntgenplatte, die die Lage des Hindernisses für den Katheter etwas rechts von der normalen Stelle des Pylorus zeigt, könnte zur richtigen Lokalisation des Verschlusses führen. Doch wie dem auch sei, die Deutung des Befundes im obenerwähnten Fall war durch nichts begründet. Stolte erklärt, daß er die Umbiegung des Katheters in der erweiterten Duodenaltasche fälschlich für die normale Umbiegung im Duodenum gehalten hat. Dieser Irrtum beruht auf einer falschen Vorstellung von dem normalen Verlauf des Katheters. Ein Blick auf die beigegebenen Abbildungen lehrt, daß der Katheter im Duodenum normalerweise einen senkrecht nach unten gerichteten Verlauf nimmt und eine duodenale Umbiegung nicht existiert. Es sei daher wiederholt, daß wohl die Differentialdiagnose eines Hindernisses am Pylorus und dem oberhalb der Papille gelegenen Darmabschnitt schwierig oder gar unmöglich ist; doch sollte keinerlei Schwierigkeit bestehen, mittels der Röntgenstrahlen die Entscheidung zu treffen, daß ein Hindernis besteht, und ob der Katheter seinen normalen Weg im Duodenum einschlägt.

Im Anschluß an die Erörterung der Diagnose sei noch darauf hingewiesen, daß der Katheter bei der Entscheidung der oft diskutierten Frage nach der Persistenz der Pylorushypertrophie (Typus Hirschsprung) nach einer Gastroenterostomie von Wert sein kann. Wie bekannt, glauben einige, daß der organische Verschluß während des ganzen Lebens bestehen bleibt und einen gutartigen Muskeltumor bildet, während andere der Ansicht sind, daß der Pylorus sich im Anschluß an die Operation allmählich öffnet. Die Durchführung des Katheters durch den Pylorus würde diese vom pathogenetischen Standpunkt aus hochinteressante Frage entscheiden. Ein solcher Versuch hat vor der Röntgenstrahlenuntersuchung den Vorteil voraus,, daß er nicht nur rein qualitativen, sondern auch quantitativen Aufschluß hinsichtlich der Größe des Pyloruslumens geben kann. In einem von Mixter mitgeteilten Fall, den ich 8 Monate nach der Operation zu untersuchen Gelegenheit hatte, geriet der Katheter wiederholt in die künstliche Öffnung.

Es ist vielleicht von Interesse, einige Erscheinungen anzuführen, die unter den zahlreichen Fällen von Pylorospasmus, die wir mit dem Katheter untersuchten, von Zeit zu Zeit zur Beobachtung gelangten. Wie es bereits in den anläßlich der Besprechung des kongenitalen Pylorospasmus angeführten Krankengeschichten mitgeteilt ist, kommt dieser Spasmus häufig in Verbindung mit Krampfzuständen anderer Muskeln, vor allem des Pharynx und der Kardia vor. In einigen Fällen führte der Pharyngospasmus sogar zu sofortigem Erbrechen nach der Nahrungszufuhr, so daß die Milch nicht in den Magen gelangen konnte. Dieselben engen Beziehungen fanden sich zum Kardiospasmus, und in gleicher Weise verhinderte manchmal diese Abnormität den Eintritt der Nahrung in den Magen, einen Zustand schaffend, den man als „kardiospastisches Erbrechen" bezeichnen könnte.

In einer früheren Abhandlung wurde darauf hingewiesen, daß der Kardiospasmus weit häufiger beim Säugling vorkommt, als im allgemeinen angenommen wird, und daß diese Störung häufig infolge des Umstandes übersehen ist, daß der Katheter gewaltsam durch den Ösophagus in den Magen gestoßen wurde. So wurde der vermehrte Widerstand des Kardiasphincters überwunden und entging der Beobachtung. Führt man dagegen den Katheter langsam und vorsichtig ein, kann man oft den Widerstand an der Kardia 15 oder 16 cm von den Lippen entfernt in Fällen von Pylorospasmus bemerken. Wenn wir den weichen Duodenalkugelschlauch sich seinen Weg durch den Ösophagus suchen lassen, fällt dies Hindernis natürlich in verstärktem Maße auf, wie in einem früher veröffentlichten Falle, so daß es unmöglich werden kann, durch die Kardia zu kommen, ohne den Sphincter zur Erschlaffung zu bringen, indem wir das Kind etwas Flüssiges schlucken lassen. Oder wir müssen, wie in einem andern Falle, eine Sonde durch den Schlauch einführen. Vom ätiologischen Standpunkt aus ist es von Interesse, daß in einigen Fällen Kardiospasmus künstlich ausgelöst werden konnte, indem man den Ballonkatheter innerhalb des Magens aufblies und dann zurückzuziehen suchte, so daß ein Zug auf den Sphincter Kardiae ausgeübt wurde. Wurde dieses Vorgehen mehrere Male wiederholt, so war es verschiedentlich im Anschluß daran unmöglich, einen gewöhnlichen Katheter durch die Kardia zu bringen. Dies legt die Annahme eines gesteigerten Druckes im Magen als ätiologischen Faktor des Kardiospasmus nahe; sei es, daß diese Drucksteigerung durch die Nahrung oder durch eine große Magenblase am kardialen Ende des Säuglingsmagens verursacht ist.

Sichtbare Peristaltik und peristaltische Anschwellung fanden sich häufig, wenn sich dem Katheter kein Hindernis am Pylorus bot; und andererseits fehlten diese Symptome, wenn zahlreiche Versuche einen ausgesprochenen Pylorospasmus überzeugend darlegten. Es machte sich die eigentümliche Tatsache geltend, daß man die Symptome gesteigerter Beweglichkeit in diesen Fällen wohl durch Zufuhr kleiner Mengen von Wasser oder einer anderen Flüssigkeit sichtbar machen konnte, daß sie aber niemals durch die Anwesenheit des Katheters im Magen oder Duodenum wachgerufen wurden. Die Anwesenheit des Katheters im Duodenum machte nicht einmal den Pylorus haftbar. In einem Fall sogar, in dem der Katheter leicht im Magen und dem absteigenden Ast des Duodenums, wie er am äußeren Rand der Niere nach unten zog, gefühlt werden konnte, entzog sich sein Verlauf vollkommen der Palpation in der Pylorusgegend.

Durch Einführung einer kleinen Menge 0,4 Proz. HCl konnte kein obstruierender Pylorospasmus künstlich erzielt werden. Indessen führte es beim Neugeborenen manchesmal zu gesteigerter Motilität und regelmäßiger zu deutlichen reflektorischen Symptomen: Würgen (Pharyngospasmus), Singultus, Schmerzen, beschleunigte Atmung, Symptomen die zum Teil häufig in Verbindung mit Pylorospasmus vorkommen. Singultus kann bei Neugeborenen nicht nur durch verdünnte Salzsäure, sondern oft allein durch die Durchführung des Katheters durch den Pylorus ausgelöst werden; in anderen Fällen beobachtet man Husten oder Niesen beim Passieren des Sphincters. Diese Symptome besitzen in diesem Zusammenhang als Zeugnis einer extragastrischen nervösen Assoziation beim Pylorospasmus klinisches Interesse.

Duodenalfütterung. Bei Säuglingen hat kontinuierliches Erbrechen manchmal extreme Inanition oder gar den Tod zur Folge. Wir beobachten das am häufigsten in Fällen von Pylorusstenose oder Pylorospasmus. Trotz aller unserer Anstrengungen, den Krampf zu lösen oder geeignete Nahrung zu verabreichen, hält das Erbrechen an. Doch abgesehen von dieser wohlbekannten Gruppe, gibt es andere weniger scharf umrissene Krankheitsbilder, bei denen Erbrechen vorkommt und anhält, ohne Pylorusverschluß oder eine andere klare Grundlage, oder bei denen es als komplizierender Faktor einer akuten Infektionskrankheit auftritt und das Leben des Kindes untergräbt. Außer verschiedenen diätetischen Behandlungsweisen wenden wir jetzt in solchen Fällen Duodenalfütterung an, in der Absicht, den reizbaren Magen zu umgehen. Duodenalfütterung wurde augenscheinlich mit Erfolg besonders in Fällen von Magen- und Duodenalgeschwür bei Erwachsenen von Einhorn und anderen angewandt. In einer früheren Abhandlung hat Verf. dies Vorgehen für Kinder empfohlen und einige Fälle beschrieben, in denen es erfolgreich verwendet wurde. Diese Mitteilung enthält detaillierte Krankengeschichten und Gewichtstabellen, die die Besserung im Anschluß an diese Fütterungsmethode demonstrieren.

Wichtig ist die Technik dieser Behandlungsart. Für Fütterungszwecke wird der Katheter in der üblichen Weise eingeführt und etwa bis zur 40 cm-Marke vorgeschoben. Ist dieser Abstand erreicht, werden nach Möglichkeit Hin- und Herbewegungen vermieden, um den Darm nicht zu reizen. Aus dem gleichen Grunde, sowie aus anderen physiologischen Rücksichten wird die Milch auf Blutwärme gebracht. Wahrscheinlich ist es auch, nach Experimenten in vitro zu urteilen, vorteilhaft, peptonisierte Milch zu benutzen, obgleich wir häufig auf diese Weise rohe Milch zugeführt haben, ohne Symptome einer Verdauungsstörung zu beobachten. Der Säugling muß langsam gefüttert werden. In einigen Fällen wird uns diese Vorsichtsmaßregel aufgezwungen, da die Nahrung nur schwer in den Darm fließt; es kann sogar notwendig werden, sie mittels eines leichten Druckes, der ohne Schwierigkeit mit der Aspirationsbirne ausgeübt werden kann, vorwärts zu treiben. Doch wenn die Flüssigkeit Neigung hat, rasch durch den Katheter zu fließen, muß man den Strom aufhalten und soll zur Fütterung 10—20 Minuten brauchen. Sonst laufen wir Gefahr, den Darm zu überdehnen, um einen Rückfluß der Nahrung vom Darm in den Magen zu verursachen. Das kommt bis zu einem gewissen Grade sogar jedesmal vor, wenn wir beträchtliche Mengen Flüssigkeit direkt in den Darm einführen. Wir finden dann, daß ein Teil, etwa 20 bis 30 ccm, seinen Weg in den Magen zurückgefunden hat und später wieder von sich gegeben wird, wenn auch die Hauptmenge der Nahrung zufriedenstellend bei sich behalten wird.

Wie oben hervorgehoben wurde, behält der Säugling den Katheter nicht während des ganzen Tages im Magen und kann nicht wie der Erwachsene alle paar Stunden durch ihn ernährt werden. Dadurch wird es notwendig, den Katheter für jede Mahlzeit wieder einzuführen. Das hat seine Nachteile, da man in manchen Fällen von Spasmus beträchtlichen Schwierigkeiten beim Passieren des Pylorus begegnet und die Einführung Würg- und Brechbewegungen auslöst. In einigen extremen Fällen habe ich mit Rücksicht auf diese Schwierigkeiten eine Wärterin den Katheter während des ganzen Tages an Ort und Stelle halten lassen, so daß mehrere Mahlzeiten verabfolgt werden konnten, ohne daß eine Wiedereinführung erforderlich war. Dann wurde der Katheter wieder entfernt und am nächsten Morgen von neuem eingeführt. Einigen Kindern habe ich Chloralhydrat rectal zur Beruhigung gegeben und es dadurch erreicht, daß der Katheter liegen blieb. Doch auch bei diesem Hilfsmittel kann der Katheter bei starkem Erbrechen vor der für die nächste Mahlzeit festgesetzten Stunde wieder ausgestoßen werden.

Zur Überwindung dieser Schwierigkeit wurde der anfangs beschriebene Ballonkatheter ersonnen. Dieser Katheter bleibt unbegrenzte Zeit liegen und mit seiner Hilfe kann das Kind alle paar Stunden ernährt werden. Doch steht mir nicht genügend Erfahrung in Fällen von ausgesprochenem Pylorospasmus zu Gebote, um sicher zu sein, ob dieser Katheter bei solchen Säuglingen anwendbar ist. Er ist stärker als der einfache Katheter, mißt 19 mm im Umfang in der Höhe des Ballons, und die Erfahrung wird möglicherweise lehren, daß er nur in leichten Fällen brauchbar ist, und in Fällen von hochgradigem Spasmus das Passieren des Pylorus nicht gelingt. Sein Anwendungsgebiet muß daher noch in der Klinik abgegrenzt werden. Doch wenn er eingeführt werden kann, und besonders in Fällen von leichtem Spasmus oder von anhaltendem Erbrechen aus anderer Ursache, wird er sich wahrscheinlich als wertvoll für die Duodenalernährung erweisen.

Von L. F. Meyer wurde hervorgehoben, daß in manchen Fällen von Pylorusstenose der Tod, nicht, wie man annehmen sollte, infolge von Inanition eintritt, sondern auf Grund einer alimentären Intoxikation, die durch Verabreichung exzessiver Nahrungsmengen erzeugt wird. Andere haben über Erfahrungen gleichen Inhalts berichtet. Diese Mitteilungen sind im Zusammenhang mit der Duodenalernährung von besonderer Bedeutung; denn es ist leicht verständlich, daß eine Versuchung, große Flüssigkeitsmengen direkt in das Duodenum einzuführen, besteht. In einem der ersten Fälle, den wir durch den Katheter ernährten — ein Kind mit ausgesprochenem Pylorospasmus in extremer Inanition — gaben wir im Laufe einer Viertelstunde 115 g Halbmilch am Nachmittag. In der Nacht bekam das Kind Krämpfe und starb.

Es läßt sich natürlich nicht feststellen, ob diese Krämpfe auf Rechnung einer Intoxikation zu setzen waren, die der plötzlichen Zufuhr einer großen Nahrungsmenge ihren Ursprung verdankte. Aber man muß an diese Möglichkeit denken.

Die Ursache der alimentären Intoxikation, die den Pylorospasmus kompliziert, ist wahrscheinlich in der Erschlaffung des Sphincters zu suchen, die im späteren Verlauf der Krankheit eintritt. Im Laufe des Katheterismus einer großen Anzahl von Säuglingen, von denen sich einige im normalen, andere im Zustand gesteigerten Tonus befanden, wieder andere an Pylorospasmus litten, waren wir überrascht, in welchem Maße der Tonus von Tag zu Tag wechselte. Bald war es fast unmöglich, durch das Duodenum zu kommen; bald wurde dieser Erfolg ohne Schwierigkeit erreicht. Diese Veränderlichkeit liegt wahrscheinlich dem wohlbekannten Wechsel im Grade des Erbrechens und anderer klinischen Symptome dieser Krankheit zugrunde. Wir erwähnen es an dieser Stelle jedoch nur im Zusammenhang mit der terminalen alimentären Intoxikation; denn wir haben in verschiedenen Fällen beobachtet, daß der Pylorus einige Tage, eine Woche oder mehr bevor das Kind stirbt, leicht durchgängig war und das Erbrechen sowie andere Darmverschlußsymptome aufhörten. Kürzlich wurde ein 10 Wochen alter, 2750 g schwerer Säugling ins Krankenhaus aufgenommen, der augenscheinlich schon einige Zeit an Pylorospasmus gelitten hatte. Bei der Aufnahme wurde ein ausgesprochen spastischer Pylorus festgestellt. Einige Tage später fanden wir ihn jedoch zu unserer Überraschung erschlafft, wie wiederholte Untersuchungen bezeugten. Das Kind erbrach nur noch kleinen Mengen (Halbmilch-Ernährung) und die Stühle enthielten Nahrungsreste. Am 6. Tage nach der Aufnahme stieg die Temperatur und hielt sich am 7. und 8. Tag auf der Höhe von ca. 38 bis 39°. Darauf wurde dem Säugling 24 Stunden lang die Nahrung entzogen, und die Temperatur kehrte sofort zur Norm zurück. Doch starb das Kind wenige Tage später. Wir betrachten diesen Fall als ein Beispiel alimentärer Intoxikation, die durch terminale Erschlaffung des Pylorussphincters herbeigeführt wurde. Der Krampf des Pylorus, der ursprünglich die ganze Störung verursachte, hatte sich schließlich zu einem Schutzmittel für den atrophischen Säugling herausgebildet, und als der Sphincter erschlaffte, ergoß sich die Nahrung in den Darm und überwältigte den ausgehungerten Organismus.

Duodenalernährung kann entweder alle 3 bis 4 Stunden, mit anderen Worten ausschließlich angewandt werden, oder gelegentlich, ein- oder zweimal pro die. Ich habe sie in vielen Fällen in letzterer Weise verwandt. Zum Beispiel wurden Säuglinge mit Pyelitis, die häufig erbrachen, 1- oder 2mal täglich duodenal gefüttert, und ebenso Fälle vom Grippe oder Pneumonie. Wie bereits erwähnt, haben wir an anderer Stelle über Fälle berichtet, bei denen diese Ernährungsweise eine Wandlung herbeiführte. Von anderer Seite wurde neuerdings gleichfalls über Erfolge berichtet. Besonders überzeugend ist die einem von Putzig veröffentlichten Falle beigegebene Gewichtstabelle (Abb. 8), da zuerst andere Methoden erfolglos versucht wurden und die Ernährung durch den Katheter, wie der Autor bemerkt, sofort von „eklatantem Erfolg" begleitet war. Ebenso haben Langstein, Bamberg, Noeggerath und Wolff über günstige Resultate mit der Duodenalernährung berichtet. Wolff verabreicht eine kleine Dosis Anästhesien eben vor der Einführung des Katheters. Wir haben gleichfalls zur Verhinderung des Würgens von diesem Lokalanästheticum Gebrauch gemacht, haben es jedoch wieder fallen gelassen, da es sich nicht als wirksam erwies. Wir haben in der Tat kein Mittel gefunden, das die Einführung des Katheters in Fällen von Spasmen erleichtert, obwohl es gerechtfertigt erscheint, die Auffindung eines solchen für möglich zu halten. Opium in Form der Campher-Opiumtinktur ist wertlos, Atropin versprechend; Berend hat gefunden, daß Magnesiumsulfat den Spasmus nicht zur Erschlaffung bringt. Papaverin,

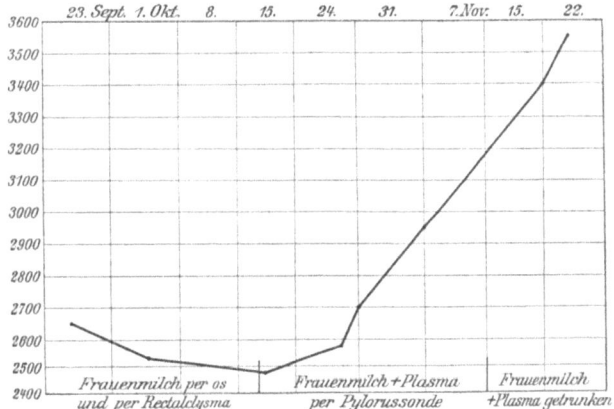

Abb. 8. Duodenal-Fütterung. (Fall von Putzig.)

das kürzlich Pal und Holzknecht für diese Fälle empfahlen, verdienen in Verbindung mit dem Duodenalkatheterismus versucht zu werden. Die Wirkung eines Narkoticums, Lachgas, Äther und Chloroform ist auch noch sicherzustellen, um zu erfahren, ob sie die Pyloruspassage durch den einfachen Katheter, und besonders durch den Dauer- oder Ballonkatheter erleichtern. Doch scheinen Allgemein-Narkotica nicht die gewünschte Hilfe zu versprechen, wenn wir Analogieschlüsse aus den Erfahrungen der Chirurgen ziehen, die über Befunde von Darm- und anderen Visceralspasmen bei Laparotomien berichten.

Pylorusdehnung. Die Frage der Dehnung eines spastischen Sphincters tauchte natürlich in erster Linie bei den Internisten auf. Sie ist erfolgreich bei vielen Organen ausgeführt worden und bildet z. B. bei Ösophagus- und Urethraspasmen der Erwachsenen die Methode der Wahl. Es war daher zu erwarten, daß man an diese komparative Methode auch in Verbindung mit dem Pylorussphincter dachte. Einhorn berichtet über erfolgreiche Pylorusdehnung bei Erwachsenen[*]).

---

[*]) Im Zusammenhang mit einem dehnbaren Katheter für Erwachsene gibt dieser Autor auch einen solchen für Säuglinge an und spricht von Erfolgen in

Wir werden der Erörterung dieser Frage für Säuglinge nicht viel Raum widmen, da wir uns noch keine endgültige Meinung in dieser Sache gebildet haben und noch nicht mit Sicherheit behaupten möchten, ob die Dehnung bei der Behandlung des Pylorospasmus klinischen Wert hat. In einigen von unseren Fällen und solchen, die von anderer Seite beschrieben sind, schien die Kathetereinführung den Spasmus abzuschwächen. Wir glauben, daß diese Maßnahme versucht werden sollte und hoffen sie in geeigneten Fällen anzuwenden. Die Dehnung kann auf verschiedene Weise ausgeführt werden. Wir können zuerst einen gewöhnlichen Duodenalkatheter einführen und, waren wir erfolgreich, die Passage gleicher Katheter wachsenden Durchmessers versuchen, indem wir sie beträchtliche Zeit an Ort und Stelle halten. Oder wir können den Ballonkatheter einführen und uns entweder damit begnügen, ihn im Duodenum liegen zu lassen, oder den Ballon leicht aufblasen und durch den Pylorussphincter zurückziehen. Drittens, wenn wir keinen Ballonkatheter besitzen, können wir einen sogenannten „blinden Dehn-Katheter" improvisieren, d. h. ein kleiner Gummiballon wird am Ende eines gewöhnlichen Katheters befestigt und zur Dehnung benutzt. Das letzterwähnte Instrument dient demselben Zweck wie der dehnbare Ballonkatheter, kann aber nicht zur Fütterung verwandt werden. Die gleichen Dehnungsmethoden sind natürlich auch für Kardiaspasmus anwendbar.

V. Anderweitige Verwendung.

1. Ikterus.

Icterus neonatorum. Das Vorkommen von Gelbsucht in den ersten Lebenstagen hat, wie zu erwarten, wiederholt zur Forschung angeregt. Theorien gab es viele, Tatsachen wenige. Die Verwendung des Duodenalkatheters gab einen neuen Vorteil an die Hand; denn sie schaffte einen direkten Zutritt zum Ausscheidungsort der Galle.

Das Naheliegendste schien, zunächst die Frage in Angriff zu nehmen, wann die Gallenausscheidung beim Neugeborenen beginnt. Dementsprechend wurde der Katheter bei wenigen Stunden alten Kindern eingeführt; in 4 Fällen sogar innerhalb 2 Stunden nach der Geburt. Vom ätiologischen Gesichtspunkte aus ist es ratsam, die Fälle in 2 Gruppen einzuteilen, in solche, bei denen die Untersuchung vor einer Nahrungsaufnahme, und solche bei denen sie nach Nahrungszufuhr vorgenommen wurde. Die erste Gruppe umfaßt 52 Fälle, fast alle unter 6 Stunden alte Kinder; zu dieser Zeit wurden die Kinder in der Regel angelegt. Doch sind neben den 4 Kindern, die jünger als 2 Stunden waren, einige 12 Stunden alte Kinder einbegriffen.

---

seiner Verwendung. Doch ist es nach der Beschreibung der Fälle zweifelhaft, ob dieser Katheter wirklich den Pylorus passierte; in keinem Fall wurde dieser Erfolg durch Röntgenstrahlen sichergestellt. Die Beschreibung des Instruments für Säuglinge ist unzulänglich. Die wichtige Frage nach seinem Umfang wird gar nicht erwähnt; man läßt ihn passiv durch den spastischen Pylorus gleiten.

Die Untersuchung wurden im allgemeinen in zwei Abschnitten ausgeführt; der Katheter wurde in der früher beschriebenen Weise in das Duodenum geschoben und nach 10 Minuten langer intermittierender Aspiration wieder zurückgezogen, ausgewaschen und noch einmal ebensolange eingeführt. Die Teilung des Versuches auf diese Weise hat den Vorteil, den Irrtum zu vermeiden, den die Verstopfung des Katheterlumens mit Schleim verursachen könnte, ein Ereignis, das natürlich den Versuch annullieren würde, wenn es kurz nach dem Eintritt in den Darm vorkäme. Noch ein weiterer Vorteil liegt in diesem Vorgehen, weil es beim Säugling infolge des Druckes von Kardia und Pylorus häufig nicht gelingt, zähe Flüssigkeit zu aspirieren und Galle oder Magensaft erst zu erhalten sind, wenn man den Katheter in den Magen oder gar den Ösophagus zurückzieht. Aus diesen Gründen bilden die beiden Proben ein schärferes Kriterium. Bestand noch irgendein Zweifel über die Zuverlässigkeit des Versuches, wurde die Aspiration auf eine längere Zeit ausgedehnt.

Nur einmal im Laufe dieser 52 Untersuchungen wurde Galle erhalten und das in geringer Menge von einem $2^1/_2$ Stunden alten Kinde (Tabelle). **Man kann daher sagen, daß während des ersten halben Lebenstages nur selten Galle ausgeschieden wird.** Möglicherweise wäre häufiger Galle angetroffen, wenn der Versuch für mehrere Stunden fortgesetzt worden wäre. Doch schien ein solches Vorgehen nicht gerechtfertigt. Indessen sind die Versuche genügend zahlreich, um den Schluß, daß Galle während dieser frühen Lebenszeit im allgemeinen nicht ausgeschieden wird, auf eine sichere Basis zu stellen.

An 12 bis 36 Stunden alten Kindern wurden 19 Untersuchungen angestellt. Es stellte sich heraus, daß in Fällen von ausgesprochener Gelbsucht (4) Galle erhalten werden konnte, daß sie jedoch fehlte, falls kein Ikterus bestand (15 Fälle). Einfache Statistiken können daher keine richtige Vorstellung von der Gallenausscheidung in dieser Lebenszeit geben; denn sie würden gemäß der Anzahl der einbegriffenen Fälle von ausgesprochener Gelbsucht wechseln. Das läßt sich für Säuglinge von $1^1/_2$ bis 3 Tagen aufrecht erhalten. Mit dem zunehmenden Alter der Säuglinge fand sich Galle entsprechend häufiger, doch niemals in der gleichen Ausdehnung wie bei Kindern mit intensivem Ikterus. Zweifellos muß Galle bis zu einem gewissen Grade auch in Fällen in den Darm ausgeschieden sein, bei denen sie nicht zu erhalten war. Das war zu erwarten, wenn wir bedenken, daß Galle zwar fortgesetzt sezerniert, aber intermittierend ausgeschieden wird. In dieser Hinsicht können wir auf Tabelle II verweisen, die sich aus Fällen zusammensetzt, an denen zahlreiche Untersuchungen an denselben Säuglingen an aufeinander folgenden Tagen vorgenommen wurden. Eine Durchsicht dieser Tabelle zeigt, daß Galle, wenn sie überhaupt erhalten wurde, sich fast stets in aufeinander folgenden Versuchen fand und ihre Anwesenheit nicht dem Zufall unterworfen war.

In 24 Fällen wurde eine sorgfältige Untersuchung über die Beziehung der Gallenausscheidung zum Ikterus ausgeführt. In einigen

Tabelle I.
Beziehungen des Alters zur Gallenausscheidung (Duodenalkatheter).

Zahl der Fälle	Alter	Keine Galle	Galle	Deutlicher Ikterus	Bemerkungen
52	$^1/_2$ bis 12 Mon.	51	1	0	30 Fälle jünger als 6 Stunden.
19	12 „ 36 „	15	4	4	Ausgesprochener Ikterus in allen 4 positiven Fällen. In den anderen keine Galle erhalten.
15	1 $^1/_2$ bis 3 Tage	5	10	6	Ausgesprochene Gelbsucht in 4 positiven Fällen; in den beiden anderen Fällen war Galle am nächsten Tage vorhanden.
13	3 bis 4 Tage	4	9	6	Ikterus nicht zunehmend.
12	4 „ 5 „	2	10	5	Ikterus abnehmend.
13	6 „ 11 „	2	11	4	Ikterus abnehmend.
124					

dieser Fälle wurde der Katheter systematisch bald nach der Geburt angewandt und dann jeden Tag, bis zweimal hintereinander Galle gewonnen wurde. Bei diesen Säuglingen fand keine Auswahl statt. In 11 Fällen wurde dagegen eine Auswahl getroffen, die auf dem Vorkommen früher oder ausgesprochener Gelbsucht basierte. Im ganzen wurden 72 Untersuchungen ausgeführt, deren Resultate in Tabelle II (a und b) wiedergegeben sind. Es ergab sich der auffallende und regelmäßige Befund, daß Galle in keinem Fall vor dem Auftreten von Ikterus gewonnen wurde. Auch wenn man Galle innerhalb der ersten 24 Stunden erhielt, machte sich eine frühzeitige Gelbsucht geltend (Fall 9 und 19). Offenbar spielt die Menge der sezernierten Galle eine wichtige Rolle. In einem Fall z. B. (Fall 3), war die Ausscheidung verzögert, und erst beim 7. Versuch wurde Galle erhalten; wäre also die Gallensekretion nicht ausnahmsweise spärlich gewesen, hätte ein ausgesprochener Ikterus die Folge sein müssen. Dagegen wurde nur ein leichter vorübergehender Ikterus am 2. Tag beobachtet. Wenn wir ferner einen Fall ohne Ikterus (Fall 4) mit einem anderen vergleichen, in dem die hochgradigste safranfarbige Gelbsucht bestand, finden wir, daß in letzterem Fall die Ausscheidung früher begann und unvergleichlich stärker war; ja die Ausscheidung schien bei dem ikterischen Kinde ununterbrochen zu erfolgen. Hätte die Gelbsucht lediglich auf der exkretorischen Funktion der Leber beruht, während die sezernierte Gallenmenge sich gleich blieb, müßte man die entgegengesetzten Verhältnisse erwarten. Die Bedeutung der Sekretion in dieser Hinsicht wird noch mehr hervorgehoben, wenn wir die Kolumnen der Tabelle vergleichen und den allgemeinen Parallelismus von ausgesprochener Gelbsucht und Gallenvorkommen beachten. Trotzdem spielt auch die Leistungsfähigkeit der Exkretion eine Rolle; denn wenn die Ausscheidung adäquat erfolgte, würde offenbar keine Gallenstauung und keine Erweiterung der Gallencapillaren, die ein unterschiedlicher und ständiger histologischer Befund bei Icterus neonatorum ist, eintreten. Außerdem ist wiederholt im Tierexperiment gezeigt worden, daß sich Gelb-

Tabelle II.
Beziehung der Gelbsucht zur Gallenausscheidung.
A. Fälle ohne Auswahl.

Fall	Alter (Tage)	Galle*)	Gelbsucht	Ernährung	Bemerkungen
1	$5/8$	—	0	Colostrum +	
	$2\,2/3$	+	+	. . .	
	$3\,2/3$	0	++	. . .	
	$4\,2/3$	0	—	. . .	
2	$1/8$	—	—	Colostrum +	
	$1\,1/8$	—	+	Colostrum +	
	$2\,1/8$	—	++	Colostrum ++	
	$3\,1/8$	+	++	Milch +	10 Minuten-Versuch
	$4\,1/8$	+	++	. . .	10 Minuten-Versuch
3	$1/4$	—	—	Nicht ernährt	
	$1\,1/4$	—	+	Colostrum +	
	$2\,1/4$	—	—	Colostrum ++	
	$3\,1/4$	—	—	Colostrum ++	
	$4\,1/4$	—	—	Milch	
	$5\,1/4$	—	—	. . .	Galle im Stuhl
	$6\,1/4$	+	—	. . .	10 Minuten-Versuch
	$7\,1/4$	—	—	. . .	Rizinusöl kurz vor d. Vers.
	$8\,1/4$	+	—	. . .	5 Minuten-Versuch
4	$1/4$	—	—	Nicht ernährt	
	$1\,1/4$	—	—	Colostrum —	10 Minuten-Versuch
	$2\,1/4$	+	—	Milch	
5	$1/8$	—	—	Nicht ernährt	
	$1\,1/8$	—	+	Colostrum +	
	$2\,1/8$	—	++	Colostrum ++	
	$3\,1/8$	+	++	Milch	Galle im zweiten Versuch
	$4\,1/8$	+	++	. . .	Galle in beiden Versuchen
	$6\,1/8$	0	++	. . .	
6	1	—	+	. . .	Nahrungszufuhr 1 Stunde nach Geburt
	2	—	—	. . .	
	3	—	—	. . .	
	4	+	—	. . .	
7	$1/4$	—	+?	Nicht ernährt	
	$1\,1/4$	—	+	Colostrum +	
	$2\,1/4$	+	+	Milch	Galle in beiden Versuchen
	$3\,1/4$	+	++	. . .	Galle sofort erhalten
8	$1/8$	—	—	. . .	
	$1\,1/8$	—	+	. . .	
	$2\,1/8$	+	±	. . .	
9	1	+	±	. . .	Galle im zweiten Versuch
	2	++	++	. . .	Galle im ersten und im zweiten Versuch
10	$1/2$	—	—	. . .	
	$1\,1/2$	—	+	. . .	
	$3\,1/2$	—	+++	. . .	
	$4\,1/2$	—	+++	. . .	
	$5\,1/2$	+	+++	. . .	10 Minuten-Versuch
	$6\,1/2$	+	++	. . .	10 Minuten-Versuch
11	11 bis 12	—	+	. . .	Frühzeitige Gelbsucht
12	$1\,1/3$	—	—	. . .	Nahrungszufuhr 2 Stunden nach der Geburt
13				. . .	
	$3\,1/3$	+	++	. . .	Galle im Magen
	$4\,1/3$	+	+	. . .	10 Minuten-Versuch
	$1\,1/4$	—	+	. . .	
	$2\,1/4$	—	0	. . .	
	$3\,1/4$	—	—	. . .	
	$4\,1/4$	+	—	. . .	Galle sofort erhalten
	$5\,1/4$	—	—	. . .	

*) + = Vorhanden. — = Fehlend. 0 = Nicht untersucht.

Tabelle II (Fortsetzung).
Beziehung der Gelbsucht zur Gallenausscheidung.
B. Mit Rücksicht auf frühzeitige und ausgesprochene Gelbsucht ausgewählte Fälle.

Fall	Alter (Tage)	Galle*)	Gelbsucht	Ernährung	Bemerkungen
14	$3^{3}/_{4}$	+++	+++	. . .	Galle im Magen
	$4^{3}/_{4}$	0	++	. . .	Galle im Magen
15	$4^{1}/_{2}$	+++	+++	. . .	Galle im Magen. 2 Minuten-Versuch
	$5^{1}/_{2}$	. .	++	. . .	Galle im Magen. 2 Minuten-Versuch
16	2	+++	+++	. . .	Fall von familärem Ikterus. Kind safranfarben, trokkene Haut, Gewichtssturz, Anurie. Galle bei jedem Versuch im Magen.
	3	+++	+++	. . .	
	4	++	+++	. . .	
	5	++	+++	. . .	
	6	+	++	. . .	
17	6	+	+++	. . .	Ikterus abnehmend
18	$3^{1}/_{2}$	+	++	. . .	
	$4^{1}/_{2}$	+	++	. . .	Ikterus abnehmend
19	5 bis 6	+	++	. . .	
20	$3^{1}/_{2}$	++	++	. . .	Galle im Magen und im Erbrochenen
21	$1^{1}/_{2}$	++	++	. . .	Galle im Magen und im Erbrochenen
22	3	++	++	. . .	Galle im Magen
	4	++	+++	. . .	Galle im Magen
	5	++	++	. . .	
23	$6^{3}/_{4}$	+	+++	. . .	Galle im Magen
24	$8^{1}/_{2}$	+	+++	. . .	Ikterus abnehmend

*) + = Vorhanden. — = Fehlend. 0 = Nicht untersucht.

sucht nicht erzeugen läßt, ohne daß gleichzeitig die Ausscheidung von Galle behindert wird, mag man die Sekretion auch noch so sehr steigern. Immerhin würden derartige Experimente an normalen neugeborenen Tieren von besonderem Interesse sein*).

---

*) Ylppö hat kürzlich eine interessante und umfassende Arbeit über Icterus neonatorum veröffentlicht. Unter anderem untersuchte er, wieviel Galle der Neugeborene während der ersten Lebenswochen sezernierte. Er kommt zu der Schlußfolgerung: „In den ersten ‚kritischen' 5 Tagen läuft die Ausscheidungskurve jedoch noch verhältnismäßig wenig steil, erst vom 6. Tage ab beginnt ein besonders deutlicher Anstieg im Verlauf der Kurven", und ferner: „daß die Ausscheidungskurven bei nicht ikterischen und ikterischen Kindern einen ganz ähnlichen Verlauf haben und beinahe zusammenfallen". Die Resultate stimmen offenbar nicht mit den meinigen überein. Die Abweichung läßt sich wahrscheinlich aus der verschiedenen Anlage der Versuche erklären. Während ich mittels des Duodenalkatheters die Gallenausscheidung täglich in den ersten 5 Lebenstagen untersuchte, betrachtete Ylppö die ersten 5 oder 6 Tage nur als eine Periode im Laufe seiner Arbeit. Er teilte die ersten Tage nach der Geburt in 3 Perioden, jede als Einheit ansehend. Auf eine dieser Perioden nehmen wir Bezug. Obwohl dies nun natürlich eine gute allgemeine Vorstellung von der Gallenausscheidung in den ersten Lebenswochen gibt, sagt es nichts über ihre Schwankungen von Tag zu Tag aus. Es gibt keinen Begriff von der Exkretion in den ersten 5 Lebenstagen, obwohl der Autor sie als die kritischen Tage im Hinblick auf den Icterus neonatorum bezeichnet. Eine zuverlässige Kurve kann nur bei Kenntnis der täglichen Ausscheidung gezogen werden. Das Vorgehen des Autors kann nicht als genügend gesicherte Grundlage für seine Schlußfolgerungen angesehen werden.

Wir schließen daher aus unseren Untersuchungen mit dem Duodenalkatheter, daß Galle sehr selten während der ersten 12 Stunden nach der Geburt ausgeschieden wird. Nur einmal unter 52 Versuchen wurde Galle erhalten. Wir fanden, daß während der folgenden 24 Stunden die Gallensekretion schwankend ist, reichlich in Fällen von ausgesprochener Gelbsucht, spärlich oder gar nicht bei nicht ikterischen Kindern; daß der Ausscheidungsvorgang während der ersten Woche oder den ersten 10 Tagen des Lebens voll in Kraft tritt; daß in Fällen von Ikterus sein Auftreten der Gallenausscheidung ins Duodenum voraufgeht und daß endlich die Gallensekretion in weiten Grenzen schwankt, jedoch in reichlichem Maße erfolgt, wenn ausgesprochene Gelbsucht vorhanden ist.

Auf Grund der Ergebnisse der Duodenumuntersuchungen sind wir der Ansicht, daß der Icterus neonatorum infolge eines geschädigten Zusammenwirkens von Absonderung und Ausscheidung der Galle entsteht und im allgemeinen durch die Unfähigkeit der mangelhaften Exkretion, der plötzlichen reichlichen Sekretion nachzukommen, verursacht ist. Die wechselseitigen Beziehungen von Sekretion und Exkretion beim Icterus neonatorum lassen sich gut mit den gleichen Funktionen der Brust nach der Entbindung vergleichen. Wenn die Ausscheidung von Milch reichlich und angemessen von statten geht, treten keine pathologischen Erscheinungen auf; sobald sie jedoch in unzureichendem Maße erfolgt, macht sich eine Stauung geltend, Milchzucker tritt ins Blut über und erscheint im Urin. Der Milchzucker bildet ein Gegenstück zur Galle.

Kongenitaler Verschluß der Gallengänge. Der Duodenalkatheter fand in einem Fall von angeborenem Verschluß der Gallenwege Verwendung, um Aufschluß über die Ausscheidung von Galle und Pankreasfermenten in den Darm zu erhalten; und zwar bei einem 6 Wochen alten Kinde, das bei der Obduktion einen völligen Verschluß aller äußeren Gallenwege und der Papilla Vateri bot. Ein Nebengang des Pankreas (Santorini) war vorhanden. Zahlreiche während des Lebens vorgenommene Untersuchungen zeigten die Anwesenheit der drei bekannten Pankreasfermente, die noch unten im einzelnen zur Besprechung kommen werden. Lipase war dagegen vermindert; es bleibt zweifelhaft ob auf Grund des Gallenmangels im Darm oder ob tatsächlich ein Mangel an fettspaltendem Ferment vorlag.

Der Katheter könnte für die Unterstützung der Diagnose in diesem Krankheitsbild von Wert sein. Erstens um zu entscheiden, ob ein Verschluß der Gallenwege vorliegt; denn wenn auch diese Diagnose im allgemeinen zu keinen Schwierigkeiten Anlaß gibt, wird diese Krankheit in einigen Fällen nicht von anderen Formen intensiver Gelbsucht unterschieden. Doch scheint der Katheter von besonderem Wert zu sein, wenn man die pathologischen Verhältnisse schärfer klarlegen will, indem man diese Fälle, in denen Galle und Pankreassekret vom Darm ausgeschlossen sind, von solchen, in denen nur die Gallenwege verlegt sind, abgrenzt. In verschiedenen Monographieen über kongenitalen Verschluß der Gallenwege werden die Fälle gewöhnlich danach eingeteilt, ob eine Verlegung des Ductus hepaticus oder cysticus besteht oder ob die Gallenblase vorhanden ist oder nicht. Diese Einteilung kann keine klinische Bedeutung besitzen, wenn der gemeinsame Gallengang völlig unwegsam ist. Andererseits scheint es keineswegs lediglich von akademischem Interesse zu sein, festzustellen, ob die Pankreasgänge offen oder gleichfalls verlegt sind. Wenn wir die in der Literatur niedergelegten Fälle durchsehen, finden wir, daß in fast allen Fällen der Verschluß des gemeinsamen Gallengangs die Papilla Vateri einbegriffen ist, in die bekanntlich Pankreas- sowie Gallengang münden. Falls daher nicht ein zweiter Pankreasgang bestand, der den Übertritt der Pankreasfermente in den Darm ermöglichte, muß zu der Verhinderung der Gallenausscheidung eine Verlegung der äußeren Sekretion des Pankreas hinzugekommen sein. Es läßt sich schwer genau feststellen, in welchem Prozentsatz von Fällen ein akzessorischer Pankreasgang, der Ductus Santorini, getrennt in den Darm mündet. Opie sezierte 100 Fälle in der Absicht, diese Frage zu erforschen und kam im allgemeinen zu dem Schluß, daß wenigstens in einem Drittel aller Individuen der Ductus Santorini nicht als Nebenausfluß dienen kann, wenn der Wirsungsche Gang verlegt ist.

Diese anatomischen Variationen sind für uns von Bedeutung. Sie sollten als Grundlage für eine klinische Einteilung dieser Erkrankung dienen, die demgemäß in zwei Hauptgruppen zerfällt: 1. Verschluß des Gallengangs nebst Verlegung das Ductus pancreaticus, der jedoch durch einen Nebengang, den Ductus Santorini, kompensiert wird, so daß Pankreasfermente in das Duodenum gelangen*); 2. Völliger Verschluß der Pankreasausführungsgänge, indem nicht nur der Ductus Wirsungianus verlegt ist, sondern auch kein Nebengang vorhanden ist. Fälle von kongenitalem Verschluß des gemeinsamen Gallenganges können daher in solche mit kompensierter und unkompensierter Verlegung der Pankreassekretion geschieden werden. Der oben beschriebene Fall gehört zu den kompensierten, die die größere Gruppe bilden. Im Leben wurden die 3 Pankreasfermente, Trypsin, Amylase und Lipase, wiederholt mit dem Duodenalsaft durch den Katheter aspiriert, und die Diagnose einer kompensierten Pankreasobstruktion fand nach dem Tode ihre Bestätigung, da sich der Haupt-Pankreasgang verschlossen, der Nebengang offen zeigte.

Wahrscheinlich werden sich die Fälle von angeborenem Verschluß der Gallenwege mit unkompensierter Verlegung der Gallengänge als ernster erweisen, und Säuglinge dieser Gruppe werden kürzere Zeit am Leben bleiben als solche, bei denen die Fermente durch einen Nebengang ins Duodenum gelangen. Eine Untersuchung aller Fälle mit dem Duodenalkatheter wird eine klinische Gruppierung in kompensierten und unkompensierten Fällen während des Lebens

---

*) Unter diese Gruppe würden die seltenen Fälle fallen, in denen Gallengang und Ductus Wirsungianus getrennt und in verschiedener Höhe im Duodenum münden.

ermöglichen, was für den Versuch der Herstellung einer Verbindung von Gallenblase und Duodenum auf chirurgischem Wege von großer Bedeutung wäre.

2. Flora des Duodenums.

Für bakteriologische Untersuchungen wurde der Duodenalkatheter sterilisiert und am Ende mit einer Gelatinekapsel versehen, wie sie vom Apotheker häufig für die Verabfolgung von Medikamenten verwandt werden. Diese Kapseln wurden trocken bei 160° C sterilisiert und dann mittels einer sterilen Pinzette über die Öffnung am Katheterende gestreift, wo sie durch vorsichtiges Anfeuchten mit sterilem Wasser befestigt wurden*).

Ein in dieser Weise vorbereiteter Katheter wurde auf dem üblichen Wege ins Duodenum eingeführt. Es stellte sich heraus, daß die durch die Sterilisationshitze gehärtete Kapsel nicht vor dem Eintritt ins Duodenum schmilzt. Das läßt sich leicht durch Aspiration feststellen; denn sobald sich das Katheterende öffnet, können 2 oder 3 Tropfen Gelatine aspiriert werden, während man einem ausgesprochenen Widerstand beim Saugen begegnet, solange es geschlossen ist. Mittels dieses Vorgehens kann man unter Mitwirkung der Antiperistaltik den Inhalt des Duodenums und des Jejunums gewinnen, der nur in sehr geringem Maße vom Mund oder Magen aus infiziert ist. Eine Verunreinigung leichten Grades wird wahrscheinlich gewöhnlich stattfinden, doch kann sie nach dem folgenden keine bedeutsame Rolle gespielt haben. Um noch sicherer zu gehen, wurde die Gelatine, die das Katheterauge bedeckte und eine Infektionsquelle hätte abgeben können, nicht mit dem ersten Zug aufgesaugt, sondern im Gegenteil vom Schlauchende fortgeblasen.

Die ersten Untersuchungen wurden an wenigen Stunden alten Neugeborenen festgestellt, die noch keinerlei Nahrung zu sich genommen hatten. Diese Gruppe bestand aus 4 Fällen. Im Magen und Duodenum fanden sich sehr wenige Bakterien; nur 1 bis 3 Organismen auf eine Platinöse voll Flüssigkeit bezogen. Und zwar waren es Staphylokokken, Pilze, grampositive und weniger häufig gramnegative Bacillen. Kolibacillen wurden nicht gefunden.

Dann wurden 11 Säuglinge der ersten Lebenswoche untersucht. In jedem Falle wurde zunächst eine Probe des Magen-, dann des Duodenumsinhaltes entnommen zu einer Zeit, in der der Magen verhältnismäßig leer war. Auch hier fanden sich nur sehr wenige Bakterien im Duodenum, und dieselben Sorten wie bei den Neugeborenen wurden kultiviert. Wie es vorauszusetzen war, herrschte in den Bakterienbefunden im Magen und den oberen Darmabschnitten eine allgemeine Übereinstimmung. Nur in einem Fall dieser Serie wurde ein

---

*) Bei diesen bakteriologischen Versuchen wurde ein Katheter mit einem einzelnen Auge verwandt, das sich dicht am Ende befand, so daß es von der Gelatinekapsel völlig bedeckt wurde.

Kolibacillus oder überhaupt ein gasbildender Organismus erhalten. In diesen Versuchen wurden 0,3 bis 0,5 ccm des Darminhaltes zu den Kulturen benutzt. Zum Vergleich wurde Meconium auf die Anwesenheit von Kolibacillen untersucht. Am frühesten wurde dieser Bacillus bei einem Säugling gefunden, der 12 Stunden alt war. Im allgemeinen fand er sich nicht im Meconium. In diesen Zusammenhang sei auf die Arbeiten von Escherich, Moro und von Herter hingewiesen, die Kolibacillen ziemlich häufig im Meconium fanden und daher die Ansicht äußerten, daß sie durch das Rectum in den Darmkanal Eingang finden. Der häufigste Mikroorganismus im oberen Darmkanal, im Magen wie im Duodenum war in diesem Alter der Staphylokokkus. Die Bakterien schienen fast sämtlich fakultativer Natur, denn unter anaeroben Bedingungen wurde dasselbe Wachstum wie unter aeroben erzielt. Die Gegenwart oder Abwesenheit von freier Salzsäure im Magen oder eine größere oder kleinere Menge Galle im Darm stand nach unseren Beobachtungen in keinen festen Beziehungen zur Zahl der Bakterien. Auch Fälle mit ausgesprochenem Ikterus zeigten keine größere Anzahl von Bakterien als solche ohne Ikterus, wie man es bei Annahme einer bakteriellen Infektion als Ursache dieser Erscheinung erwarten sollte. Bei Untersuchung von etwas älteren, 2 bis 6 Wochen alten Kindern wurden Kolibacillen fast regelmäßig aus dem Duodenum und weniger konstant aus dem Magen gezüchtet. Doch sind diese Untersuchungen nicht als abgeschlossen zu betrachten und sind mehr in der Absicht wiedergegeben, um zu zeigen, wie sich diese Methode mit Vorteil auf diesem Gebiet verwenden läßt, als um eine erschöpfende qualitative und quantitative Untersuchung der Darmflora dieses Lebenabschnittes zu liefern; denn wir sind uns wohl bewußt, daß die Zahl der Versuche für diesen Zweck ungenügend ist. Die Anzahl der aus dem Magen gezüchteten Bakterien war fast immer größer als die, die im Duodenum gefunden wurde, ein Umstand, der an sich einen deutlichen Beweis dafür liefert, daß die Kulturen aus dem Duodenum nicht lediglich eine Verunreinigung aus dem Mund oder Magen darstellten. Die Bakterienzahl im Duodenum war niemals groß. In den ersten Lebenstagen wurden kaum mehr gefunden als bei den Untersuchungen noch nicht ernährter Kinder. Zu dieser und etwas späterer Zeit wuchsen etwa 25 bis 100 Bakterien pro Platinöse des Darminhalts; und auch bei mehreren Wochen alten Kindern wurden nicht mehr als 100 bis 200 Kolonien pro Öse gezüchtet. Bei Flaschenkindern war die Bakterienanzahl regelmäßig höher. Diese verhältnismäßige Keimfreiheit des Duodenums war angesichts der Arbeit von Kohlbrugge und anderen über die Autosterilisation des Darms nicht überraschend.

Es bot sich eine Gelegenheit, bei einem 22 Monate alten Kinde den Katheter einzuführen, das sich im Beginn der 3. Woche eines Typhus befand und eine positive Widalreaktion gab. Eine kleine Menge gallenhaltiger Flüssigkeit wurde aus dem Duodenum aspiriert und eine große Zahl von Typhusbacillen aus ihr kultiviert. Der prompte Erfolg in diesem Falle befestigt den Gedanken, daß dies einfache

Vorgehen bei der Diagnose von Typhusträgern von Wert sein könnte. Die Vorteile einer Untersuchung des Duodenums auf Typhusbacillen gegenüber einer Stuhlprobe liegen auf der Hand, da ja das Duodenum das Aufnahmebecken für die Typhusbacillen der Galle bildet.

Möglicherweise kann sich diese Methode auch bei Krankheiten bekannten oder unbekannten parasitären Ursprungs als nützlich erweisen, z. B. bei einer Infektion des Darms oder der Leber durch Amöben. Sie kann auch bei der Untersuchung des Einflusses verschiedener Nahrungsstoffe auf die Darmflora Verwendung finden. Indessen, abgesehen von ihrer praktischen Bedeutung bei der Diagnose von Typhusträgern, wird sich ihre Brauchbarkeit zurzeit hauptsächlich in der Erforschung der Dysentrie und Enteritis zu zeigen haben, Krankheiten, die solche bedeutende Rolle in der Morbidität und Mortalität des frühen Lebensalters spielen und die in Anbetracht der Anzahl verunreinigender Bakterien schwer zufriedenstellend durch Stuhlkulturen untersucht werden können. Diese Schwierigkeit wird bei Kulturen aus dem oberen Teil des Darmkanals umgangen.

3. Die Fermente des Pankreas.

Der Katheter wurde auch zum Studium der Pankreasfermente verwandt; denn da diese Methode wertvoller als die früheren indirekten Methoden sein muß, stellen sie eine Erweiterung unserer Kenntnisse in Aussicht. Gerade so wie man nach Lab und Pepsin lieber im Mageninhalt forscht als im Stuhl, ist die Untersuchung der Pankreasfermente im Duodenalinhalt der in den Faeces vorzuziehen. Im Stuhl sind Fermente von Leukocyten, Bakterien und anderen Zellen vorhanden, die proteolytisch wirken und leicht mit Trypsin verwechselt werden können. Schlechts Bericht über Serumverdauung durch eine Lösung aus altem, gründlich getrocknetem Stuhl läßt sogar eher an andere Einflüsse wie Fermentwirkungen als Ursache der Proteolyse denken. Und abgesehen von der Tatsache, daß die Pankreasfermente im Stuhl mit andern Fermenten nicht pankreatischen Ursprungs vermischt sind — denn außer den Zellfermenten erscheinen noch viele andere, z. B. Darmlipase, Erepsin und wahrscheinlich Darmamylase in den Faeces — muß das Untersuchungsmaterial natürlich durch unverdaute Nahrungsreste verunreinigt sein. Von noch größerem Gewicht ist der Umstand, daß uns nicht die geringsten Mittel zu Gebote stehen, auch nur zu schätzen, wieviel Ferment im Dünndarm absorbiert ist. Das Experiment unterstützt uns in dieser Ansicht; denn es ist nachgewiesen worden, daß Pankreasfermente im Darmsaft, der aus einer Fistel am cöcalen Ende des Ileum erhalten wurde, kaum vorhanden sind.

Diese Kritik kann mit Recht gegenüber allen Stuhluntersuchungen auf Pankreasfermente erhoben werden, findet jedoch keine Anwendung auf die direkte duodenale Untersuchung. Indessen ist auch das von uns angewandte direkte Vorgehen, wie die meisten Methoden, nicht vollkommen. Mit Recht kann der Einwand erhoben werden, daß der

Duodenalsaft einer Beimischung von Magensaft ausgesetzt ist. Mit dem einfachen Katheter läßt sich dies nicht vermeiden; wenn wir jedoch alle saure Duodenalflüssigkeit ausscheiden und lediglich alkalischen oder neutralen Saft berücksichtigen, verliert dieser Einwurf viel an Bedeutung. Ebenso müssen wir uns vergegenwärtigen, daß der auf diese Weise erhaltene Pankreassaft nicht als rein anzusehen ist, da er Galle sowie Succus entericus enthält. Diese Einwände würden zu Recht bestehen bleiben, wollten wir eine rein chemische Untersuchung der Enzyme des Pankreas ausführen. Doch das hatten wir weniger im Sinne als vielmehr eine Erforschung der Wirksamkeit der Verdauung im Duodenum, bei der die Pankreasfermente einen hervorragenden Platz einnehmen, während die Galle und andere Sekrete eine kleinere, wenn auch keineswegs zu vernachlässigende Rolle spielen. Vor allem aber gibt es keinen anderen Weg, auf dem man verhältnismäßig reinen Pankreassaft erhalten kann. Untersuchungen, die mit wässerigem Drüsenextrakt ausgeführt wurden, können nur sehr beschränkte Anwendung auf die physiologische Wirksamkeit eines Organs finden, und nur als temporär wertvoll, solange nichts Besseres an ihre Stelle tritt, betrachtet werden. Das leuchtet noch mehr ein, wenn wir bedenken, daß möglicherweise nur das Proferment im Drüsenparenchym vorhanden ist und eine aktivierende Substanz notwendig, wie Enterokinase bei Trypsinogen, um das Ferment aktionsfähig zu machen.

Zum Amylasenachweis wurde 1 proz. Stärkelösung benutzt, die Mischung 48 Stunden im Thermostaten gehalten und dann mit Fehlingscher Lösung titriert. Zum Lipasenachweis wurde 1 ccm Duodenalsaft mit 1 ccm neutralem Äthylbutyrat, 1 ccm Toluol und 10 ccm Wasser versetzt und mit $^1/_{20}$ n NaOH unter Zusatz von Phenolphtalein als Indikatur titriert. Für Trypsin benutzten wir Röhrchen mit 5 proz. Gelatine. Bei allen diesen Proben wurden selbstverständlich Kontrollen ausgeführt. Wir nehmen nicht an, daß diese Methoden exakte quantitative Bestimmungen der Fermente gewährleisten. Doch halten wir sie für ausreichend genau für die vorliegenden Untersuchungen.

Versuchseinteilung. Das Studium der Pankreasfermente in der Duodenalflüssigkeit läßt sich folgendermaßen einteilen:

1. Normale Fälle:
    a) Versuche vor Nahrungsaufnahme seitens des Säuglings (während der ersten 12 Lebensstunden).
    b) Versuche während der ersten Lebenswoche.
    c) Versuche bei älteren Säuglingen (1 Woche bis 1 Jahr).
2. Pathologische Fälle:
    a) Versuche in Fällen von Atrophie oder Dekomposition.
    b) Versuche in Fällen von Pylorospasmus, kombiniert mit Magensafthypersekretion.
    c) Versuche bei alimentärer Intoxikation.
3. Chemische und physiologische Beobachtungen über die Sekretion im Duodenum.

1. **Normale Fälle.** — a) **Untersuchungen noch nicht ernährter Neugeborener.** Eine beträchtliche Anzahl neugeborener Säuglinge wurde untersucht, bevor sie angelegt waren. Es hat mehr physiologisches als klinisches Interesse, daß ohne den Nahrungsreiz zur Anregung der Sekretion die 3 Pankreasfermente im Darm vorhanden waren. Trypsin und Lipase wurden mit größter Regelmäßigkeit gefunden. Amylase, die natürlich das größte Interesse beansprucht, war 2 mal vorhanden und fehlte 6 mal. Die positive Reaktion rührte nicht von Beimischung von Speichel her; denn im Untersuchungsmaterial war kein Speichel vorhanden. Der eine Fall gehörte zu einer Reihe von 4 Fällen, bei denen eine verdünnte Alaunlösung auf die Papillen der Speichelgänge gestrichen war, so daß die Speichelausscheidung völlig verhindert wurde. Aus diesen Versuchen schließen wir, daß die Pankreasfermente häufig bei oder kurz nach der Geburt im Duodenum anwesend sind. Das jüngste Kind, bei dem Amylase nachgewiesen wurde, war $1^1/_2$ Stunden alt.

b) **Versuche in der ersten Lebenswoche.** — Während der ersten Lebenswoche war die Menge des Pankreassekretes noch sehr spärlich, doch fand sich das stärkespaltende Ferment mit wachsender Regelmäßigkeit; in 19 Fällen war es stets vorhanden.

c) **Versuche an älteren Säuglingen.** — Bei Säuglingen von 1 Monat oder älter findet sich sowohl eine Vermehrung des Pankreassaftes wie eine Steigerung seiner amylolytischen Kraft. Es ist dies ein sehr bemerkenswerter Befund, der einer biologischen Erklärung Schwierigkeiten macht; denn welchem Zweck dient das stärkespaltende Ferment in diesem Alter? Der Säugling scheint mit Enzymen ausgestattet zu sein, die ihn instand setzen, nicht nur seine natürliche Nahrung. die Muttermilch, sondern auch künstliche Nahrung zu verdauen. Diese Amylase vermag 1 proz. Stärkelösung oder z. B. Gerstenschleim zu verdauen und schlichtet daher die oft angegriffene Behauptung von Jacobi und Heubner, daß stärkehaltige Nahrung bei Säuglingen im ersten Lebensmonat Verwendung finden kann.

Von einigen wird berichtet, von andern bestritten, daß das Pankreas eine selektive Wirkung entfaltet; wenn z. B. die Nahrung viel Fett enthält, soll eine Lipase von entsprechend großer lipolytischer Kraft ausgeschieden werden und das gleiche für andere Fermente gelten. Nach unseren Erfahrungen scheint das nicht der Fall zu sein; denn ein mit abgerahmter Milch ernährter Säugling hatte ein Lipaseäquivalent von 3,0 ccm, zwei mit 3 proz. fetthaltiger Milch gefütterte hatten einen Lipasegehalt, dessen Titration 2,2 und 2,4 ccm NaOH ergab und noch andere, die mit 2 proz. fetthaltiger Milch ernährt wurden, einen solchen, der 0,9 bis 6 ccm entsprach. Ebensowenig konnte in dieser Hinsicht ein Parallelismus zwischen dem Nahrungsgehalt an Protein und Stärke und der Menge von Trypsin und Amylase in dem Duodenalsaft beobachtet werden. Ja, wenn überhaupt eine Beziehung besteht, sollten wir doch erwarten, daß das Brustkind gar keine Amylase bildet, oder nur sehr wenig im Vergleich zu einem Kind, das Mehlabkochungen erhält. Im Gegenteil! Die Amylase der beiden Brustkinder war genau so wirksam wie die von Säuglingen, welche Milch und Gerstenschleim tranken, ein Umstand, der vom klinischen Standpunkt aus stark gegen eine absolute Spezifität der Sekretion der Pankreaszellen spricht.

2. **Pathologische Fälle.** a) Atrophie, Dekomposition. — Mit besonderem Interesse haben wir eine Anzahl Säuglinge, die an schwerer Dekomposition litten, untersucht, da ein Mangel an Darmfermenten, und um so mehr, da auch speziell das Fehlen von Pankreasfermenten als Ursache dieses Zustandes angeschuldigt ist. Es zeigte sich bald, daß diese Säuglinge Pankreassaft produzierten, der Fermente von mehr als mittlerer Wirksamkeit enthielt. Der Lipasetiter entsprach häufig 2 bis 3 ccm, die Amylase spaltete genügend Stärkelösung, um Fehlingsche Lösung völlig zu reduzieren, und Trypsin verdaute die Gelatine in 24 Stunden. Und dies bildete nicht die Ausnahme, sondern eher die Regel. Auch können wir nicht die Vermutung wieder aufnehmen, daß die Gesamtmenge des Pankreassaftes unzureichend war, denn sie war gerade so groß wie in der oben erwähnten Gruppe von Fällen. Gelegentlich begegneten wir sogar bei ausgesprochener Atrophie einer sehr interessanten Form von Pankreas-Hypersekretion, die sich völlig von den unten beschriebenen Fällen mit Magen-Hypersekretion unterschied und als „paralytische Hypersekretion" bezeichnet werden kann. In diesen Fällen ergießt sich fast ständig alkalische Flüssigkeit in das Duodennm, die alle drei Pankreasfermente enthält. Im folgenden ein typisches Beispiel:

11. Dezember 1911. J. C. $5^1/_2$ Monate, 3000 g. Alle 3 Stunden ernährt mit 115 g einer Mischung von 13 Teilen Milch, 11 Teilen Wasser und 1 Teile dextrinisiertem Malz.

Versuch $2^1/_2$ Stunden nach der Nahrungsaufnahme.

$2^h\,25'$ etwa 55 g Nahrung aus dem Magen entleert. Gas, Fäulnisgeruch.

$2^h\,30'$ Katheter ins Duodenum eingeführt.

$2^h\,40'$ 10 ccm alkalische, etwas trübe, gelbe Flüssigkeit aspiriert.

$2^h\,55'$ 8 ccm gleicher Flüssigkeit.

$3^h\,00'$ 6 ccm wässerige, neutrale, gelbe Flüssigkeit.

$3^h\,07'$ 3 ccm leicht alkalische, schwach gallig gefärbte Flüssigkeit.

$3^h\,12'$ 2 ccm dunklere, dickere, alkalischere Flüssigkeit.

$3^h\,18'$ 3 ccm neutrale Flüssigkeit.

$3^h\,27'$ 6 ccm gelbe, leicht alkalische Flüssigkeit.

$3^h\,35'$ 2 ccm alkalische, trübe Flüssigkeit.

$3^h\,40'$ 2 ccm Flüssigkeit.

$3^h\,45'$ Katheter entfernt. In 75 Minuten waren 40 bis 45 ccm Duodenalflüssigkeit aspiriert. Die Sekretionsmenge dieses heruntergekommenen Kindes glich der eines normalen Erwachsenen.

Ein 3 Tage früher unternommener Versuch hatte eine ähnliche, doch weniger deutliche Sekretion gezeigt. Damals gab die Flüssigkeit folgende Reaktionen: Säure = 0,3 ccm $^1/_{20}$ n-NaOH, Lipase 0,9 ccm, Amylase 33,5 ccm, Gelatine in 24 Stunden verdaut. Die Flüssigkeit des zweiten Versuchs: 0,1 ccm $^1/_{20}$ n-NaOH, Lipase 0,7 ccm, Amylase 29,3 ccm. Gelatine in 24 Stunden verdaut.

Dies gibt ein Beispiel einer Hypersekretion von Pankreassaft, bei einem ausgesprochen atrophischen Säugling, bei dem der normale Reiz von Salzsäure fehlte oder stark vermindert war. Wir haben diesen Zustand als paralytische Succorrhöe oder Hypersekretion bezeichnet, weil er an die paralytische Sekretion der Speicheldrüsen erinnerte, die Claude Bernard durch Durchschneidung der Chorda tympani auslösen konnte. Bei Hunden wurde eine der beschriebenen ähnliche Sekretionsanomalie beobachtet als Folge einer Pankreasaffektion — fortwährende, einem Transsudat ähnelnde Pankreassekretion. Bei diesen Tieren fand man Veränderungen der Drüsenschläuche, die eine Erschöpfung anzuzeigen schienen. Es wäre interessant, diese Verhältnisse mit dem mikroskopischen Befund des Pankreas eines Falles von „paralytischer Hypersekretion" zu vergleichen.

b) Pylorospasmus in Verbindung mit Hypersecretio acida. — Wie zu erwarten, erregt eine gesteigerte Sekretion von Salzsäure eine vermehrte Abscheidung von Pankreassaft, und man findet eine Duodenum- oder Pankreas-Succorhöe. Man könnte dies als „funktionelle Pankreashypersekretion" bezeichnen. Eine Untersuchung des Duodenalsaftes von 7 Fällen dieser Art zeigte, daß die Sekretion selten so reichlich ist wie bei der paralytischen Hypersekretion und daß sie sich von letzterer deutlich in ihrer Natur unterscheidet. Sie ist nicht dünn und wässerig, sondern enthält eine mittlere Menge von Lipase und andern Fermenten, lediglich durch ihre Quantität eine Ausnahmestellung einnehmend. In einem Falle war es klar, daß die Hypersekretion von Magensaft eine Zeitlang eine Hypersekretion von Pankreassaft auslöste; dieser Stufe folgte ein Stadium starker Verminderung der Magensekretion, und die „funktionelle Pankreashypersekretion" wurde durch eine paralytische Succorrhöe abgelöst.

c) Versuche bei alimentärer Intoxikation. — 13 akute fieberhafte Fälle wurden mittels des Katheters untersucht, im ganzen 18 Versuche darstellend. Diese Säuglinge waren 6 Wochen bis 9 Monate alt. Außer dreien litten alle an akuter Dyspepsie (alimentärer Intoxikation); die 3 nicht darmkranken Fälle betrafen eine Pneumonie, ein Empyem und eine Adenitis und sollen mit den andern zusammen die Frage der Entscheidung näherbringen, ob die erhaltenen Ergebnisse auf Rechnung der akuten Darmerkrankung zu setzen oder allen fieberhaften Zuständen gemeinsam sind.

Bei Fällen von alimentärer Intoxikatien war der Lipasegehalt herabgesetzt, obgleich die beiden andern Pankreasfermente in beträchtlicher Menge vorhanden waren. Der Mangel an Lipase schien bis zu einem gewissen Grade für diese Störung charakteristisch zu sein; es ist kein allgemeines Symptom von fieberhaften Zuständen, und wurde bei Pneumonie und Empyem nicht angetroffen. Möglicherweise steht der Mangel an lipolytischer Aktivität bei dieser Krankheit in Beziehung zur klinischen Manifestation der Intoleranz für Fett und der negativen Fettbilanz, die durch Stoffwechselversuche aufgedeckt wurde.

3. **Chemische und physiologische Beobachtungen über die Sekretion im Duodenum.** — Im Laufe der vielfältigen Untersuchungen in der Klinik und im Laboratorium bot sich die Gelegenheit zur Beobachtung der Pankreassekretion und der Eigenschaften des Pankreassaftes selbst. Es fand sich, daß die Pankreassaftsekretion im allgemeinen wenige Minuten nach Zufuhr von Milch einsetzte und gleichfalls durch Einführung von Wasser oder 0,5 Proz. Salzsäure in das Duodenum ausgelöst wurde. Dies Verfahren zur Erlangung von Pankreassaft gelangte selten zur Anwendung, da es Fehlerquellen bedingte. Die Untersuchungen wurden fast immer 2 bis 3 Stunden nach Nahrungszufuhr vorgenommen; denn frühzeitigere Versuche konnten durch Nahrungsreste irreführen, spätere ergaben eine zu geringe Ausbeute an Flüssigkeit. Mechanische Reizung des Duodenums hatte keinen Einfluß auf das Einsetzen der Sekretion. Im allgemeinen werden Pankreassaft und Galle gleichzeitig ausgeschieden. Die Menge der Galle wechselte, so daß die Flüssigkeit schwach oder goldgelb gefärbt sein kann. Manchmal wurde in einigen Fällen, und wiederholt in andern Pankreassaft gewonnen, der frei von Galle war; in einem Falle erhielten wir bei verschiedenen Untersuchungen nur einmal Galle. Die Duodenalflüssigkeit war neutral, alkalisch oder sauer; in letzterem Falle wurde sie nicht weiter untersucht. Gewöhnlich wird behauptet, daß der Duodenuminhalt alkalisch reagiert; das war jedoch nach unseren Erfahrungen nicht der Fall; denn die Reaktion ist lediglich ein Produkt der Wechselwirkung zwischen der alkalischen Pankreas- und Darmflüssigkeit und dem sauren Magensaft. Sie können sich gegenseitig neutralisieren; häufig ist überschüssige Säure vorhanden und die Reaktion ist nur im nüchternen Zustand alkalisch. Bei Tieren hat man beobachtet, daß Alkalescenz der Flüssigkeit mit der Dauer der Sekretion wächst. Bei saurer Reaktion ist der Saft trübe, bei alkalischer, oder wenn er mit NaOH alkalisiert ist, wird er klar. Es fand sich auch, daß eine Acidität geringen Grades die Wirkungskraft der Lipase nicht wesentlich beeinträchtigt, daß jedoch eine Steigerung der Alkalescenz sie verzögert. Im Gegensatz dazu wird die proteolytische Wirksamkeit von Trypsin durch eine leicht saure Reaktion fast aufgehoben.

Davidsohn hat kürzlich, indem er Duodenalflüssigkeit durch den Katheter gewann, einen Unterschied in der Wirksamkeit von Pankreaslipase auf menschliche und Kuhmolke feststellen können.

5. Ulcus duodeni.

Man beginnt gewahr zu werden, daß ein Ulcus duodeni bei Säuglingen weit häufiger vorkommt als man früher annahm. Es ist an der Zeit, daß diese Erkrankung nicht mehr nur ein Gegenstand von rein pathologischem Interesse bleibt, sondern ihr ein Platz unter den klinischen Krankheiten des Säuglings angewiesen und eine bestimmte Symptomatologie ausgearbeitet wird, die die Diagnose erleichtert. Zurzeit wurden diese Verhältnisse fast nie im Leben erkannt; man nahm sogar noch vor kurzem an, daß sie keinerlei Symptome machen. Der Duodenalkatheter bietet entschieden eine Handhabe für die Diagnose dieses Zustandes. Es besteht ferner die Hoffnung, daß er die Behandlung des Ulcus duodeni ermöglichen wird, sei es auf chirurgischem Wege, indem sich die Indikation für einen rechtzeitigen Eingriff stellen läßt. sei es intern, durch Duodenalernährung.

In 3 Fällen habe ich aller Wahrscheinlichkeit nach ein Ulcus duodeni beobachten können. In 2 Fällen wurde die Erkrankung entdeckt im Laufe eines regelmäßigen Katheterismus von Säuglingen, die an Dekomposition litten. Im dritten Fall wurde die Untersuchung zur Stellung der Diagnose vorgenommen, da beträchtliche Blutungen aus dem Darm bestanden. Wir möchten hinzusetzen, daß wir in den etwa 1000 Untersuchungen mit dem Katheter niemals Blutungen verursacht haben. Manchmal war die Katheterisation von leichtem Bluten gefolgt, das gerade genügte, den Magen oder Duodenalinhalt zu färben. Wir glauben, daß keine Blutung durch unser Verfahren ausgelöst werden kann, wenn die oben gegebene Warnung, leicht und intermittierend zu aspirieren, beachtet wird. Bei einem starken Pylorospasmus oder dem Versuch, den Pylorus mit einem dicken Katheter zu dehnen, bietet sich natürlich eher Gelegenheit zu leichtem Bluten. Wenn jedoch eine echte Blutung auftritt, besteht aller Wahrscheinlichkeit nach eine Ulceration der Schleimhaut.

Kürzlich hat Holt den Katheter in dieser Richtung verwandt. Er äußert sich darüber folgendermaßen bei einem Fall, in dem die Diagnose durch die Sektion bestätigt wurde:

„Wir besitzen eine Untersuchungsmethode, die uns nach meiner Ansicht wesentliche Dienste in der Diagnose dieser unklaren Fälle leisten wird, nämlich die Einführung des Duodenalkatheters. In einem meiner Fälle wurde die Gelegenheit benutzt, von ihm Gebrauch zu machen. Ein Geschwür war bei diesem Patienten zunächst nicht angenommen; aber in Anbetracht der intensiven Gelbsucht wurde Heß' Duodenalkatheter eingeführt, um nachzusehen, ob Galle im Darm nachweisbar war. Beim Zurückziehen enthielt der Katheter ein Blutgerinnsel, doch keine Galle. Und obwohl der Katheter häufig bei anderen Patienten eingeführt war, wurde niemals Blut unter solchen Umständen bemerkt. Wir konnten daher nicht annehmen, daß es die Folge einer Verletzung war. Der Verdacht auf Ulcus duodeni wurde durch Anwesenheit von Blut im Stuhl verstärkt. Setzen wir den Fall eines Säuglings mit Darmblutungen, der keine weiteren Symptome von Kolitis, Intussusception, Polypen usw. hat, so ist die Einführung des Duodenalkatheters nicht nur gerechtfertigt, sondern sogar angezeigt, und sie kann, wie in meinem Falle, ganz sicheren Aufschluß geben, so daß sich in Zukunft wahrscheinlich eine erfolgreiche Therapie darauf aufbauen kann. Ich kenne keine anderen diagnostischen Mittel, die gleichviel leisten. Die Möglichkeit von Schädigungen durch den Katheter läßt sich nicht abstreiten, doch ist die Gefahr nach meiner Ansicht so gering, daß sie ignoriert werden kann."

5. Casein-Gerinnsel.

Der Katheter kann dem Studium verschiedener Erscheinungen dienen, welche während der Verdauung auftreten, wenn die Nahrung unter Umgehung des Magens direkt in das Duodenum eingeführt wird. Eine derartige Untersuchung wurde vom Verfasser in der Absicht ausgeführt, zur Aufklärung der Pathogenese der sogenannten Caseinklumpen beizutragen, die zeitweilig in Säuglingsstühlen gefunden werden und zu erheblichen Meinungsverschiedenheiten Anlaß gegeben haben.

Die Streitfrage war, ob diese Klumpen hauptsächlich aus Casein oder aus Fett bestehen. Um dieser Frage näherzutreten, wurde ein Säugling, der lange Zeit solche Massen im Stuhl entleerte, auf Duodenalernährung gesetzt. Als die Magenverdauung solchergestalt ausgeschaltet war, verschwanden die Caseinklumpen und erschienen erst wieder, als die gewöhnliche Ernährungsweise wieder einsetzte. Daraus ergibt sich, daß diese Gebilde im Magen entstehen und bei Umgehung des Magens nicht vorkommen. Dieses Experiment erbringt daher, wie gesagt, einen absoluten Beweis für die Herkunft der Caseinklumpen im Stuhl aus dem Magen und spricht wesentlich zugunsten der Ansicht, daß sie in der Hauptsache aus Casein bestehen; denn wären es Fettklumpen, könnte die Magenverdauung nicht ausschlaggebend für ihre Bildung sein.

Beiläufig sei erwähnt, daß beim Aspirieren des Duodenuminhalts von Säuglingen häufig „Pyloruscylinder" erhalten werden; sie unterstützen sogar die Erkenntnis, daß sich der Katheter im Duodenum befindet. Diese Cylinder messen etwa im Durchmesser 1 bis 2 mm, schwanken in ihrer Länge zwischen 0,5 bis 1 cm und erwecken den Eindruck, als ob sie durch einen engen Kanal gepreßt wären. Sie stimmen völlig mit unseren Erwartungen überein, wenn wir uns die Röntgenbilder von dem Milchdurchgang durch den Pylorus vergegenwärtigen[*]. Die Cylinder bieten eine Gelegenheit, Aufschluß über die Größe und Zusammensetzung des Gerinnsels zu erhalten, das normalerweise bei Kuhmilchernährung ins Duodenum übertritt.

6. Vergrößerung der Thymus.

Es ist allgemein anerkannt, daß die Feststellung einer Thymushypertrophie stets schwierig und meist unmöglich ist. Angesichts dieser diagnostischen Unsicherheit sehen wir uns veranlaßt, eine Beobachtung anzuführen, die wir gelegentlich bei der Einführung des Kugelschlauches machen

---

[*] Diese Pyloruscylinder sind oft in einen Schleimmantel eingehüllt, der leicht zu erkennen ist, wenn man den Cylinder in Wasser schwimmen läßt oder in einer Flüssigkeit, wie z. B. Toluol, das die einhüllende Substanz undurchsichtiger macht. Bei diesem Vorgehen sehen wir häufig einen langen Schwanz schleimiger Beschaffenheit am Cylinder hängen. Diese Körper haben vielleicht Ähnlichkeit mit den „Nahrungsfäden", die Cannon bei der Durchleuchtung im Duodenum beobachtete. Sie werden nicht lediglich durch das Passieren des Katheters gebildet, da sie nicht aus der Milch im Magen erhalten werden können und häufig einen kleineren Durchmesser als der Katheter besitzen.

konnten. Beim Zurückziehen dieses Schlauches machte sich in einigen Fällen ein deutliches Hindernis etwa in der Höhe des Manubriums bemerkbar. In einem Falle begegnete der Kugelschlauch außergewöhnlichem Widerstand, und nur nach beträchtlichem Zerren gelang es, ihn zurückzuziehen. Dieses Hemmnis läßt sich schwer erklären. Es erscheint möglich, daß es durch den Druck einer vergrößerten Thymus bedingt war, und deshalb möchten wir die Anwendung dieses Schlauches für die Diagnose dieses Zustandes anheimstellen, besonders wenn eine Kompression zu bestehen scheint. Falls überhaupt ein Druck ausgeübt wird, muß das Ösophaguslumen, das in dieser Höhe normalerweise eng ist, verlegt werden und der Passage größerer, fester Gegenstände Hindernisse in den Weg legen. Diese Untersuchungsmethode sollte daher in Verbindung mit Röntgenstrahlen und Perkussion bei einem vergrößerten Thymus versucht werden. Ob diese Methoden einen wirklichen diagnostischen Wert besitzen, kann nur der Vergleich der klinischen Merkmale mit dem Sektionsbefunde lehren.

Zurzeit ist es unmöglich, das Anwendungsgebiet und die Brauchbarkeit des Duodenalkatheters in der Kinderklinik oder dem Laboratorium scharf abzugrenzen. Auf klinischem Gebiete scheint ihr Wert hauptsächlich in der Erkenntnis obstruierender Zustände des Pylorus und der Behandlung einiger dieser Hemmungen durch Duodenalernährung zu liegen. Im Reiche der Laboratoriumsarbeiten lassen sich natürlicherweise noch schwerer Voraussagen machen. Indessen möchten wir der Ansicht Raum geben, daß die Methode zwei größeren Aufgaben von Physiologie und Pathologie Dienste leisten kann: der Darmverdauung und der Darminfektion; und sie scheint eine Förderung unserer Kenntnisse auf diesem vielseitigen und wenig bekannten Gebiete zu verheißen.

Inhalt des III. Bandes.
IV u. 628 S. gr. 8°. Preis M. 18,—; in Halbleder gebunden M. 20,50.

Die Polyurien. Von Prof. Dr. S. Weber und Dr. O. Groß.
Herzmasse und Arbeit. Von Prof. Dr. J. Grober.
Die Indikationen der Karlsbader Kur bei den Erkrankungen der Leber und der Gallenwege. Von Dr. S. Lang.
Die kardiale Dyspnoe. Von Privatdozent Dr. V. Rubow.
Die Lumbalpunktion. Von Privatdozent Dr. Ed. Allard.
Physiologie und Pathologie des Fettstoffwechsels im Kindesalter. Von Dr. W. Freund.
Die Anämien im Kindesalter. Von Dr. Hermann Flesch.
Die Entstehung der Lebercirrhose nach experimentellen und klinischen Gesichtspunkten. Von Privatdozent Dr. F. Fischler.
Funktion und funktionelle Erkrankungen der Hypophyse. Von Dr. L. Borchardt.
Über die Störungen der Stimme und Sprache. Von Prof. Dr. Hermann Gutzmann.
Über Neurasthenie. Von Privatdozent Dr. Otto Veraguth.
Störungen der Synergie beider Herzkammern. Von Privatdozent Dr. Dimitri Pletnew.
Die biologische Bedeutung der Lipoidstoffe. Von Prof. Dr. Ivar Bang.
Kretinismus und Mongolismus. Von Professor Dr. Wilhelm Scholz.
Über die Anfänge der kindlichen Epilepsie. Von Dr. Walther Birk.
Autorenregister und Sachregister.

Inhalt des IV. Bandes.
IV u. 588 S. gr. 8°. Preis M. 23,—; in Halbleder gebunden M. 25,60.

Störungen der äußeren Atmung. Von Dr. Ludwig Hofbauer. (Mit 8 Abbildungen.)
Die vorzeitige Geschlechtsentwicklung. Von Dr. R. Neurath.
Entwicklung und gegenwärtiger Stand der Anschauungen über heredo-familiäre Nervonkrankheiten. Von Privatdozent Dr. Robert Bing. (Mit 3 Abbildungen.)
Die Tuberkulose der Säuglinge. Von Dr. Otto Aronade. (Mit 5 Abbildungen.)
Über Genickstarre. Von Professor Dr. F. Göppert. (Mit 7 Abbildungen.)
Die Choleraepidemie in St. Petersburg im Winter 1908/1909. Von Prof. Dr. N. Tschistowitsch. (Mit 2 Abbildungen.)
Beriberi oder Kakke. Von Professor Dr. Kinnosuke Miura. (Mit 4 Abbildungen.)
Die praktischen Ergebnisse der Serodiagnostik der Syphilis. Von Oberarzt Dr. Julius Citron. (Mit 3 Abbildungen.)
Die pathologische Anatomie der rachitischen Knochenerkrankung mit besonderer Berücksichtigung der Histologie und Pathogenese. Von Prof. Dr. G. Schmorl. (Mit 6 Taf.)
Die Röntgenuntersuchung des Magens und ihre diagnostischen Ergebnisse. Von Privatdozent Dr. G. Holzknecht und Dr. S. Jonas. (Mit 13 Textabbildungen und 2 Tafeln.)
Über Ursachen und Wirkungen der Fiebertemperatur. Von Privatdoz. Dr. H. Lüdke.
Die diätetische Behandlung der Nierenentzündungen. Von Prof. Dr. F. Widal, Professeur agrégé à la Faculté de Médecine de Paris, Membre de l'Académie de Médecine, Médecin de l'Hôpital Cochin, und Dr. A. Lemierre, Ancien Interne des Hôpitaux de Paris.
Physiologie des Magen-Darmkanales beim Säugling und älteren Kind. Nachtrag zu der Arbeit von A. Uffenheimer im II. Bande.
Autorenregister und Sachregister.

Inhalt des V. Bandes.
IV u. 555 S. gr. 8°. Preis M. 18,—; in Halbleder gebunden M. 20,50.

Die Mechanik der Herzklappenfehler. Von Privatdozent Dr. Ed. Stadler.
Über Lungenbrand. Von Oberarzt Dr. K. Kißling. (Mit 17 Textabbildungen und 2 Tafeln.)
Die Prognose der angeborenen Syphilis. Von Privatdozent Dr. Karl Hochsinger.
Die chronische Obstipation. Von Dr. Oscar Simon.
Die Biologie der Milch. Von Dr. J. Bauer. (Mit 1 Abbildung.)
Der „habituelle Icterus gravis" und verwandte Krankheiten beim Neugeborenen. Von Privatdozent Dr. W. Knoepfelmacher.
Ergebnisse und Probleme der Leukämieforschung. Von Privatdozent Dr. O. Naegeli.
Die klinischen Erscheinungsformen der motorischen Insuffizienz des Magens. Von A. Mathieu und Dr. J. Ch. Roux. (Mit 2 Abbildungen.)
Die Röteln. Von Dr. B. Schick. (Mit 7 Abb.)
Über infantilen Kernschwund. Von Privatdozent Dr. J. Zappert.
Über die Beziehungen der technischen und gewerblichen Gifte zum Nervensystem. Von Professor Dr. Heinrich Zangger.
Über Nephritis nach dem heutigen Stande der pathologisch-anatomischen Forschung. Von Privatdozent Dr. M. Löhlein.
Allergie. Von Professor Dr. C. Freiherr v. Pirquet. (Mit 30 Abbildungen.)
Autorenregister und Sachregister.

Inhalt des VI. Bandes.
IV u. 674 S. gr. 8°. Preis M. 22,—; in Halbleder gebunden M. 24,60.

Lungendehnung und Lungenemphysem. Von Professor Dr. N. Ph. Tendeloo. (Mit 9 Abb.)
Allgemeine Diagnose der Pankreaserkrankungen. Von Privatdozent Dr. Karl Glaeßner.
Die Frage der angeborenen und der hereditären Rachitis. Von Privatdozent Dr. Emil Wieland.
Warum bleibt das rachitische Knochengewebe unverkalkt? Von Dr. Friedrich Lehnerdt.
Die klinische Bedeutung der Eosinophilie. Von Privatdozent Dr. Carl Stäubli. (Mit 6 Textabbildungen und 1 Tafel.)
Chlorom. Von Dr. Heinrich Lehndorff.
Krankheiten des Jünglingsalters. Von Prof. Dr. F. Lommel.
Über den „Hospitalismus" der Säuglinge. Von Dr. Walther Freund. (Mit 14 Abb.)
Die Sommersterblichkeit der Säuglinge. Von Oberarzt Dr. Hans Rietschel. (Mit 25 Abb.)
Die chronische Gastritis, speziell die zur Achylie führende. Von Prof. Dr. Knud Faber.
Zur Differentialdiagnose pseudoleukämieartiger Krankheitsbilder im Kindesalter. Von Dr. Erich Benjamin.
Der Mongolismus. (Mit 23 Abb.)
Myxödem im Kindesalter. Von Prof. Dr. F. Siegert. (Mit 24 Abb.)
Autorenregister und Sachregister.

Inhalt der Bände VII bis X siehe Rückseite.

If you have any concerns about our products,
you can contact us on
ProductSafety@springernature.com

In case Publisher is established outside the EU,
the EU authorized representative is:
**Springer Nature Customer Service Center GmbH
Europaplatz 3, 69115 Heidelberg, Germany**

Printed by Libri Plureos GmbH
in Hamburg, Germany